U0026024

用對方法關節不痛

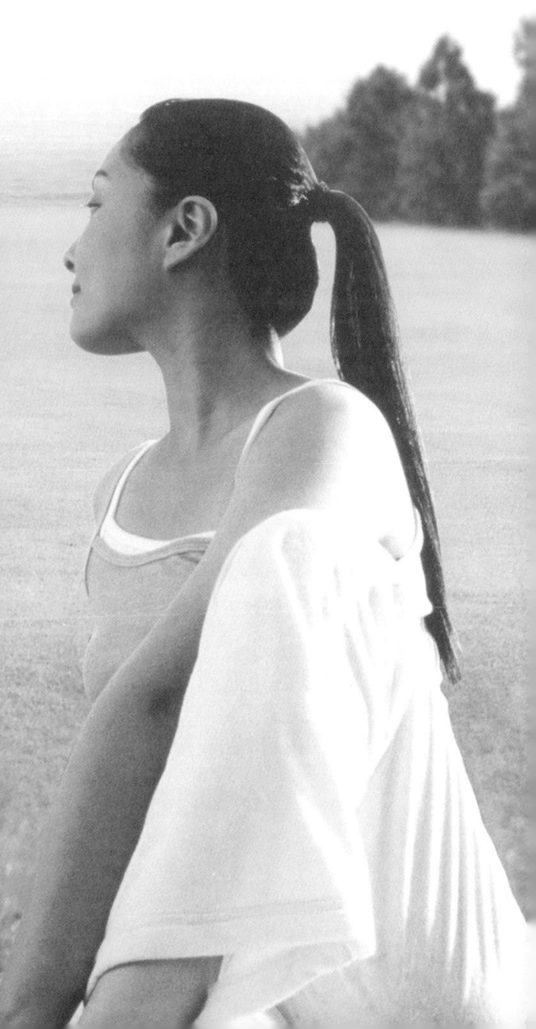

你知道生活中哪些傷害關節的動作要避免？如果關節炎纏身，痠痛就要跟定一輩子？
本書教你正確保養關節的祕訣，從觀念、飲食、治療到居家照護的方法，圖文並茂呈現，讓你輕鬆了解關節健康，生活零阻礙！

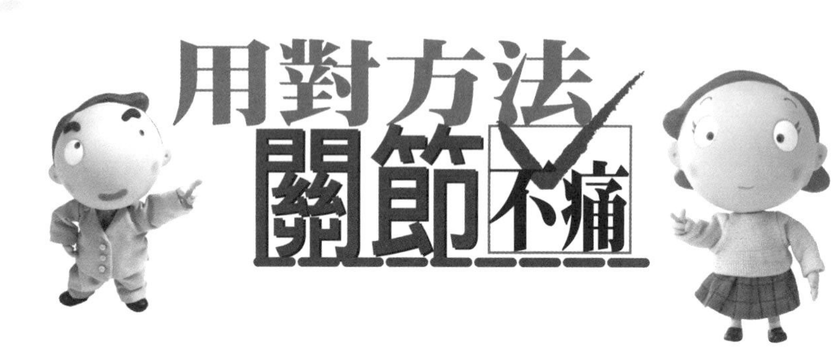

目錄

Chapter 2 減重篇 體重過重，關節吃不消

Chapter 3 飲食篇 吃對食物，關節不再疼！

Chapter 4 運動篇 骨頭僵硬，怎麼動起來

Chapter 5 治療篇 治關節炎 藥物和手術雙管齊下

Chapter 6 居家篇 居家防護，關節好健康

Chapter 7 旅遊篇 做好準備，安心出遊

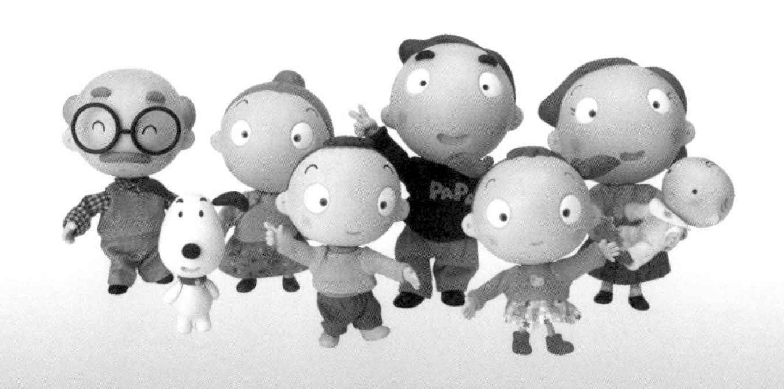

出版序

健康好書，讓你擁抱健康！

文／姚思遠（董氏基金會執行長）

2001年開始，董氏基金會《大家健康》雜誌在「保健生活」系列叢書上，陸續出版《與糖尿病溝通》、《做個骨氣十足的女人—骨質疏鬆全防治》、《營養師的鈣念廚房》、《灌鈣健身房》、《氣喘患者的守護》、《男人的定時炸彈—前列腺》、《當更年期遇上青春期》等健康好書。

其中《男人的定時炸彈—前列腺》、《當更年期遇上青春期》更獲得2007年及2009年國民健康局「好書推介獎」的肯定。

我們期望透過系列書籍的出版，讓民眾瞭解各種疾病的成因，日常預防照護的知識，進而身體力行這些受用的保健常識。面對不幸被疾病困擾的朋友，我們特別在系列書中，介紹治療後應注意的事項及相關的醫療知識。

在台灣，推估有超過400萬以上的國人，深受關節炎與風濕症的困擾；在健保醫療的總支出中，關節炎的支出比重更是排在前3名，台灣走入高齡化的社會後，老化帶來的關節疾病已是日益常見。《用對方法，關節不痛》這本健康好書的出版更有其價值及重要性。

本書的內容從國人常見的3大關節炎：退化性關節炎、痛風性關節炎、類風濕性關節炎介紹談起，告訴讀者哪些是骨頭退化及關節病變前的症狀？建議應該補充哪些營養，告訴讀者有益關節健康的食物種類，教導讀者正確運動的方法，讓關節少痛一點、靈活一點。更有關節炎患者想了解的治療問題及居家防護的內容，有系統地介紹預防保健的知識，不但合適一般讀者，詳盡的治療選擇分析及妥善的居家照護方法，也適用於深受關節炎困擾的讀者！

期望本書的出版，幫助有關節炎煩惱的朋友減少疼痛，自在走路，重拾應有的生活品質！

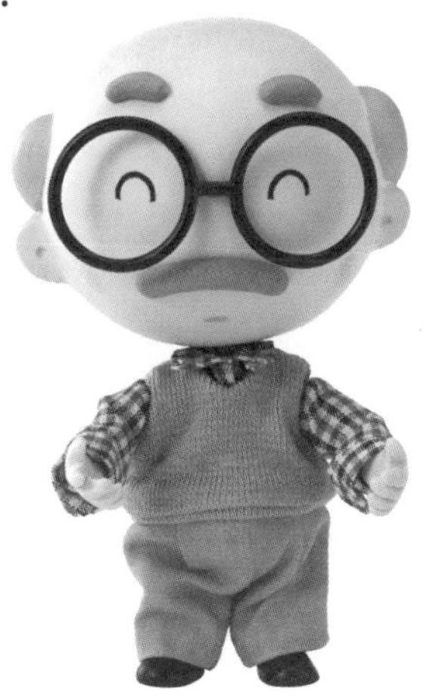

推薦序

保養關節，愈動愈健康

文／王至弘（台大醫院骨科部運動醫學科主任）

很少有疾病像關節炎會引發這麼多疼痛症狀、變形和行動障礙，患者每天都要面對如影隨形的痛苦，是一種嚴重的慢性疾病。世界衛生組織估計到2020年，將會有5.9億人罹患關節炎，屆時，全世界每5人就有1人深受關節炎所苦，而這當中，又以退化性關節炎、痛風性關節炎、類風濕性關節炎最為常見。

《大家健康》雜誌以這三種最常見且嚴重的關節炎為主軸，統整過去與關節保養相關的報導內容，並新增許多治療、照護資訊，有系統地集結於《用對方法，關節不痛》一書，讓大家認識關節炎。讀者可依據個人狀況與需求，尋得有用的資訊，是本非常實用的入門書籍。

「運動即醫療」、「要活就要動」一直是我強調的重要概念，運動可讓生活更有活力、更有品質，同時也是保養關節不可或缺的良方。有些中老年人擔心運動會增加關節的損耗或惡化關節炎，因而不敢運動，這樣的觀念是不正確的。事實上，適度的運動能強化肌腱、肌肉與骨骼，進而減緩關節因使用與年齡增加而損耗的速度。此外，藉著促進關節滑液生成和循環，運動也能營養軟骨並保持軟骨濕潤，避免關節更加僵硬疼痛。

本書Chapter4〈運動篇〉即列出許多適合保養關節的運動，包括水中行走、太極拳、散步等，更貼心地提醒讀者運動時該注意的事項，並以圖片穿插文字，呈現各種適合在家進行的簡易小動作，幫助讀者輕鬆了解正確且有效的運動方式。

除了運動，本書Chapter1〈認識篇〉也介紹了關節炎之種類、成因，而Chapter 2〈減重篇〉、Chapter3〈飲食篇〉提供許多體重控制、飲食與營養層面的提醒與建議。Chapter5〈治療篇〉則用深入淺出的方式，介紹各種治療關節炎的藥物和手術方式。Chapter6〈防護篇〉、Chapter7〈旅遊篇〉對於關節炎患者的居家環境，以及旅遊時該注意哪些事項，也都有詳盡的解說。不僅讓讀者對初期的關節炎能有所警覺，還能知道怎麼減輕及預防疼痛，讓關節更靈活、生活更樂活，是一本兼具知識性與實用性的「指導手冊」，在此鄭重推薦給大家。

推薦序

能自在走動是人生的幸福

文／簡文仁（中華民國物理治療學會理事長）

《大家健康》雜誌常年倡導大家過健康的生活，遍訪各領域的專家，提供正確有實證依據的保健方法。如今，將有關關節保健與治療的篇章，集結成冊，出版上市，讓資料更完整，更便於索閱，所以鄭重推薦給大家。

關節是人體最精妙的設計之一，讓個體可以巧妙變化，運動自如，平時毫無感覺，一旦任何部位出現問題，你就會感受到它的存在與重要性。這種現象，是愈來愈多，從痠痛不適到變形開刀，估計台灣有關節問題的人口超過400萬人，隨著人口老化，只會愈來愈多，WHO也將2000～2010年訂為「骨與關節的十年」，可見問題的迫切性。

這本書雖是收錄型的集合作品，但是編輯很有心，也很有能力，做了很完整又合邏輯的編排，從眾多關節問題中，抓出最常見的三大類：退化性、痛風性與風濕性關節炎，先介紹給大家認識，再依次從減重、飲食、運動到藥物、手術治療，逐一解說，還貼心地提到居家與旅遊，讓大家不只居家舒適安全，還能出外走走，擴大生活空間，提升生活品質。

我常提醒使用關節的概念是「年輕重訓練，上了年紀重保養」。最好從小養成運動的習慣，從運動中訓練、強化關節的結構與功能；而上了年紀後，就要注意保養，要省著用，不要太操勞它、折磨它。所謂保養，就是保護和滋養，像減重、強化肌力，善用輔具護具，避免操勞折磨，甚至受傷，就是保護；注意飲食，攝取足夠的營養成分，並有效地消化吸收，並透過運動，將營養成分輸送到關節內修補，就是滋養。如此就能常保關節健康，讓關節陪你走遍天下，享受人生！

一旦關節發出求救訊號，需耐心接受治療，不要排斥吃藥或開刀，多和醫師商量如何處理比較好，也可藉機吸收這方面的衛教資訊。如果作好功課，你將可以和它和平相處，平順過日子。當然，愈早開始因應與處理愈好，就如同一位關節炎病友治療成功後的心聲：能自由自在地走走路，真是人生最大的幸福！

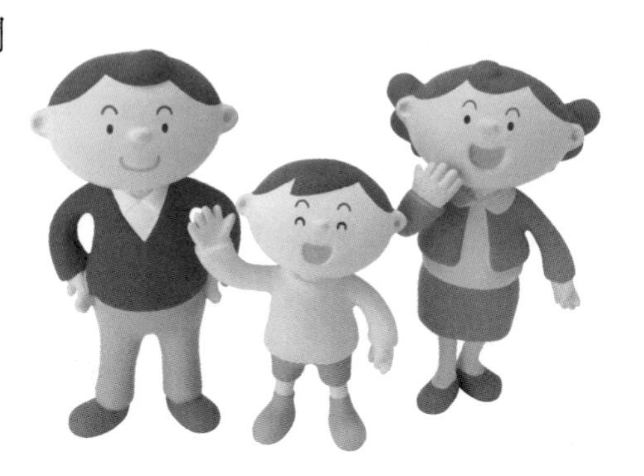

推薦序

防骨關節病已成重要課題

文／李青蓉（台北醫學大學附設醫院營養師）

「骨骼」是身體的支架，因為有骨骼存在，才能維持人體外形，讓我們能站立，骨骼若出現問題，骨質會變得疏鬆，易骨折。「關節」是骨頭和骨頭的交接處，關節表面覆蓋著一層透明的軟骨。軟骨的表面光滑、具有彈性，是骨頭間的緩衝墊，能減少骨骼間的摩擦，降低走路或跑步時對身體的衝擊與震盪，正因有關節存在，才能使人體活動自如。

隨著人們壽命延長，到了中老年，骨骼、關節疾病隨之增多，防止骨關節病的發生，已成為重要課題，因此《大家健康》雜誌集結了多年來採訪的骨骼、關節疾病文章，內容包括：

Chapter1「認識篇」：介紹關節炎的分類以及較易罹患的族群。

Chapter2「減重篇」：美國關節炎基金會懷特醫師（Patience White）說，體重每超過10磅就會增加罹患骨關節炎的可能；而減輕體重可減輕脊柱及下肢關節負擔，延緩膝關節磨損和退化的速度。所以，要預防關節炎最好少吃多動，維持正常體重。

Chapter3「**飲食篇**」：很多專家都認為飲食會影響關節，尤以類風濕性關節炎為最。目前有足夠的證據證明，飲食可減輕已罹患關節炎者的疼痛，但不能預防關節炎。另外，有許多關於食物與關節炎的迷思往往誤導民眾，因此吃對食物，對關節炎患者而言很重要；本書也會一一幫民眾解惑。

Chapter4「**運動篇**」：關節活動不夠易造成關節僵硬，過度運動則會加速關節磨損，如何拿捏平衡點？關鍵是「要在適當的範圍內運動」，不僅可幫忙改善關節活動度、維持肌肉力量，更重要的是，讓病患減少病痛感，在心理上獲得助益。

Chapter5「**治療篇**」：詳細介紹關節炎的藥物治療；手術前的評估和術後關節的保養。

Chapter6「**防護篇**」：指導民眾如何做好居家防護，保護關節的健康。

Chapter7「**旅遊篇**」：最後告訴讀者如何做好出遊的準備，快快樂樂的出門、平平安安的回家。

看完本書，確信大家對骨骼、關節的保健，以及關節炎的治療等，都有相當的認知，不會再因錯誤的觀念和迷思，導致不良的後果。所以，鄭重推薦這本值得分享的好書。

Chaprter 1
認識篇

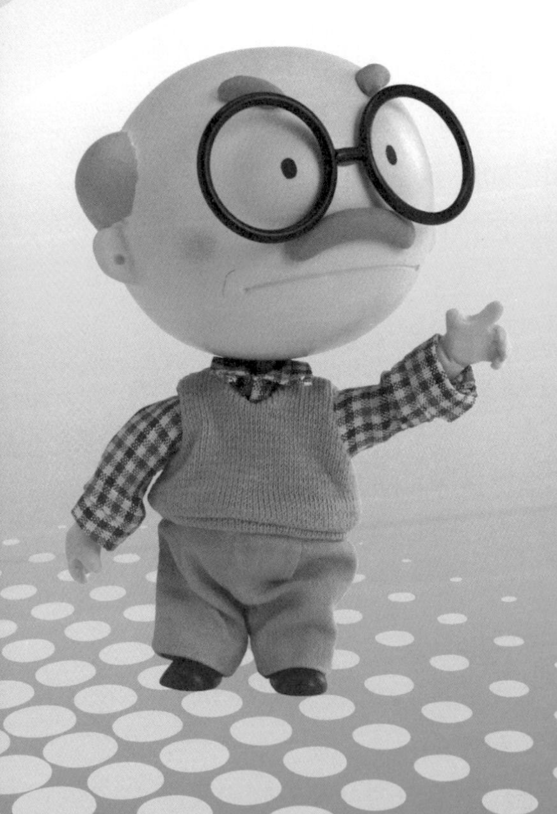

關節在求救，你發現了嗎？

上下樓梯時，膝蓋有抽痛現象？

用筷子夾菜時，指關節有刺痛感覺？

小心！這是骨頭退化或病變所發出的求救信號。

本篇將介紹常見的退化性、

痛風性、類風濕性關節炎。

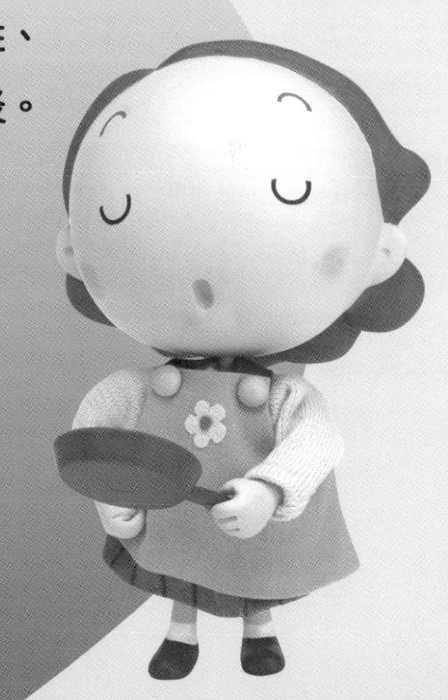

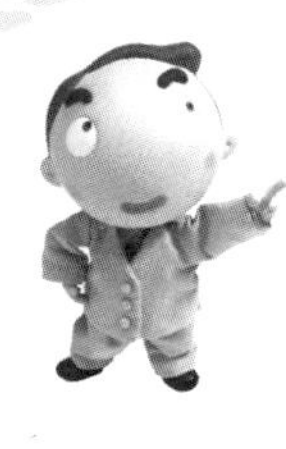

1-1 你的關節正節節倒退？

早晨起床或隨便動一動，常感到關節僵硬、疼痛嗎？若你有上述的情況，可能是關節炎的早期訊號。據估計，關節炎疾病有一百多種，有的很輕微，有的很嚴重，甚至可能造成殘廢。其中較常見且嚴重的是退化性關節炎、痛風性關節炎、類風濕性關節炎等。

關節炎有多常見？

台灣罹患關節炎的盛行率，至今沒有確切數據，但可參考美國疾病管制局較新的數據，再以人口比例反推台灣的盛行率。

美國的關節炎排行榜，依序是1.退化性關節炎2,100萬人；2.痛風性關節炎510萬人；3.肌肉纖維炎370萬人；4.類風濕性關節炎210萬人。台灣的排名則為退化性關節炎、痛風性關節炎、類風濕性關節炎。

美國疾病管制局曾發布一項數據，美國關節炎患者在2005年達4,780萬人，進而推估到2030年，將高達6,700

萬人，當中有2,500萬人因關節炎，活動力受限。而65歲以上的老年人中，更有一半以上的人罹患關節炎。

反觀台灣，財團法人風濕病基金會推估全台有近600萬人深受關節炎與風濕症所擾。台北醫學大學附設醫院免疫風濕過敏科主任張棋禎表示，在健保醫療總支出中，關節炎的排名均在前2、3名。

關節炎不是老年人專利

以年齡的流行病學分析，美國18～44歲中有7.9％（870萬人），45～64歲中有20.5％（2,050萬人），65歲以上有50％（1,720萬人）罹患關節炎。此數據顯示，關節炎非老人家的專利，任何年齡均可能罹患，有些關節炎只出現在特定年齡層。

造成關節炎盛行的原因，每個國家的因素不盡相同，除了基因遺傳、病變的因素外，關節炎屬文明病，隨個人生活飲食型態影響，美國罹病的主因是肥胖，日本人是習慣蹲坐、跪姿，而台灣則是人口老化的問題。以下將簡述3大常見關節炎的好發族群。

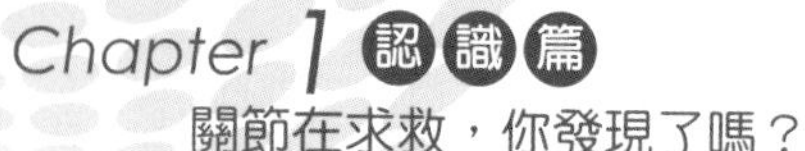

誰是3大關節炎候選人？

1. 退化性關節炎

人只要長命，都會得到退化性關節炎，依據不同年齡，可看到不同的關節軟骨變化。中華民國類風濕性關節炎之友協會曾統計，全台年逾50歲的中老年人，每2人就有1人患有退化性關節炎。通常65歲後，約有六成以上的人罹患退化性關節炎，男性在45歲前發生率高於女性，而女性則於停經後發生率快速增加。

2. 痛風性關節炎

痛風性關節炎常發生於40歲以上男性，這與飲食習慣有關，習慣大魚大肉、喝酒者易罹患。根據衛生署進行的國人營養調查顯示，台灣地區成人（大於19歲）罹患高尿酸症的比率，男性高達1/4，女性達1/6，以19～45歲的青壯年居多，而高尿酸血症會造成痛風，也就大大增加痛風性關節炎的機率。

3. 類風濕性關節炎

根據美國醫學報告，盛行率約0.3～1.5%，台灣醫界曾推估，國內類風濕性關節炎的盛行率約0.5～1%，估計台灣約有10萬名患者，這數字未必準確，因還有更多案例尚未被診斷出來。此外，類風濕性關節炎多好發在30～50歲之間，女性是好發族群，男女比率約2：1。

男女罹患關節炎大不同

性別對關節炎多少有影響。女性易罹患類風濕性關節炎、紅斑性狼瘡。男性易罹患痛風性關節炎、僵直性脊椎炎。

為何痛風性關節炎有男多於女的現象，推測與荷爾蒙有關。女性在荷爾蒙保護下，尿酸值較不會上升，相對痛風較不會發作，因此，停經後婦女在缺乏女性荷爾蒙保護下，罹患痛風的比率就與男性沒有差別了。停經前的婦女即使尿酸值升高，痛風也鮮少發作或幾乎不會發作。

退化性關節炎，女多於男

至於退化性關節炎，不管男女，到了50歲以上，多少會受其困擾。女性平日多操

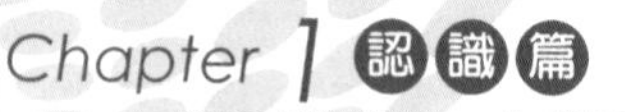

勞家事，罹患率比男性高，女性病灶處多在手指末端、膝蓋，男性多為膝蓋。

基因成就關節炎？

退化性關節炎主因是年紀大，可能與基因有關，但不一定會遺傳。近來有研究發現，帶有遺傳因子的退化性關節炎者，會比沒有遺傳因子的人，提早發生症狀。

至於痛風性關節炎，因痛風與基因有關，但和哪一段的基因有關連，目前並不清楚，或許與多重基因有關。

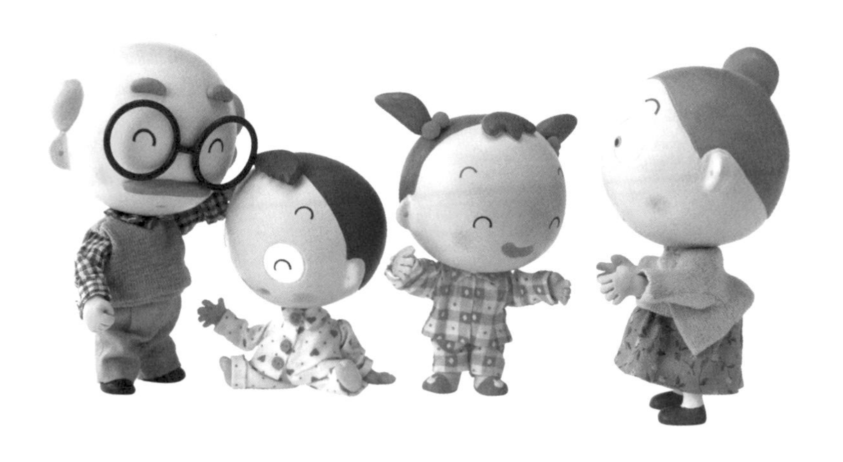

而類風濕性關節炎，是自體免疫疾病，必須要多基因的遺傳，才會罹患。醫界已破解基因密碼，和類風濕性關節炎最有相關的基因是HLA-DR基因，但致病機轉尚不清楚，推測可能是帶著遺傳基因的患者，受黴漿菌、結核菌、EB病毒等感染。

伊甸基金會創辦人劉俠，12歲時罹患「類風濕性關節炎」，發病時手腳腫痛、關節變形，畫家雷諾瓦也是在年輕時患有類風濕關節炎。常在年輕時發病，是類風濕性關節炎的特性，與遺傳基因有關，致病機轉未明。此外，發病家族中若有類風濕性的患者，其發病率比健康人群家族高出2～10倍。

（採訪整理／修淑芬）

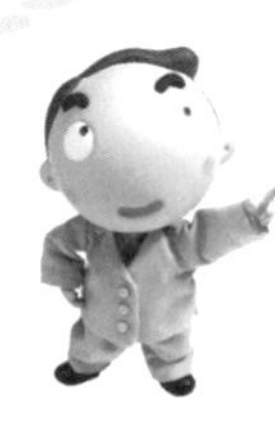

1-2 關節腫脹疼痛，哪裡出問題？

63歲的采菱，5、6年前開始膝蓋疼痛，尤其是上下樓梯時更易發生，近日甚至有晨間膝蓋僵硬、無法上蹲式廁所等症狀。做膝關節X光檢查後發現，兩側膝蓋都有骨刺，且關節腔變窄，才知道罹患退化性關節炎。

50歲的秀亞，某天突然發現雙手指間關節發腫，1、2星期後，膝蓋、手腕關節也腫痛，以為是痛風，試了各種偏方，經醫師診斷，原來是類風濕性關節炎。

類似采菱和秀亞這類關節疼痛的病症，常發生在中、老年人身上。有關節僵硬或關節痛的現象，主要是關節發炎所引起，常見原因包括：骨骼、軟骨退化引起的「骨關節炎（俗稱退化性關節炎）」；身體晶體沈積造成的「痛風性關節炎」；自體免疫有關的「類風濕性關節炎」；以及細菌、病毒、黴菌、寄生蟲導致的「感染性關節炎」等。

國內關節痛、關節僵硬的病人，人數難以估計，因不少上了年紀的人，血液循環變差，關節就會僵硬，台北榮民總醫院過敏風濕免疫科主治醫師黃德豐提醒，「關節僵硬和發炎程度成正比，若發現關節疼痛，應趕緊請醫師評估，像類風濕性關節炎，有2～6個月的治療黃金期，把握治療黃金期就能治癒，錯過黃金期，可能引發關節變形。」

（採訪整理／吳皆德）

一分鐘搞懂關節小毛病

Q 關節喀拉作響，退化徵兆？

有些人轉動關節或扳動手指關節，就會發出喀喀聲音，這是關節老化的一種徵兆嗎？台大醫院骨科部主任江清泉解釋，「不盡然，有些退化性關節的確會發出響聲，但關節發出響聲未必是關節退化！」建議有此症狀者不妨到醫院檢查，目前像是台大醫院就有關節聽診（骨科為自費項目），個人可到醫院記錄關節聲響，由醫師診斷是否關節老化，還是有其他問題。其他像是「轉動關節發出聲音」，通常是韌帶的聲音，如果是老化引發軟骨和軟骨間摩擦的聲音，這種聲音幾乎細到聽不到，一般人很難察覺。

（採訪整理／吳皆德）

一分鐘搞懂關節小毛病

Q 關節炎是骨鬆造成？

一般民眾常誤以為關節退化是骨質疏鬆症所造成，台北榮民總醫院過敏風濕免疫科主治醫師黃德豐指出，骨質疏鬆一般沒有明顯症狀，多半是外傷時，骨頭因疏鬆沒有承受力，以致壓扁，造成病人背部疼痛才發現，骨質疏鬆不會有關節疼痛的症狀。若一般民眾有疑問，可先觀察上述關節炎的症狀，再到過敏風濕免疫科或骨科診斷、治療。

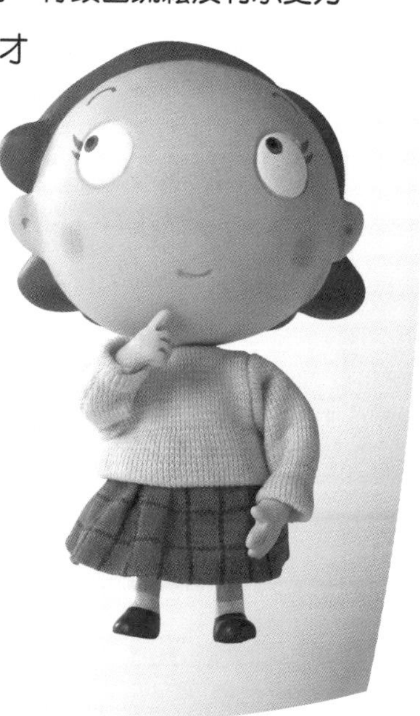

（採訪整理／吳皆德）

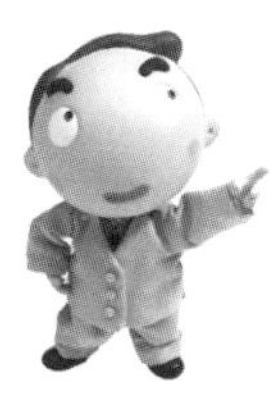

1-3【退化性關節炎】
長壽的禮物——關節退化

俗話說，機器用久了，自然會生鏽和磨損，人類也一樣，器官機能隨著年齡增長，也會退化，特別是關節，最常見的是骨關節炎（俗稱退化性關節炎）。

「膝關節」是日常活動，如行走、上下樓梯、蹲、跪的重要支柱，主要功能是承受體重，執行彎曲、伸展、旋轉等動作。「膝骨關節炎」是指膝關節腔內的關節軟骨，因各種原因，造成磨損與破壞，關節液失去正常粘稠彈性而變稀少，導致關節活動時摩擦增加而疼痛。由於此疾病常發生在中老年人身上，又叫「退化性關節炎」。

兩特徵：O型腳、關節腫脹

台北榮民總醫院過敏風濕免疫科主治醫師黃德豐表示，關節老化從外部觀察，有兩部分最明顯，一是有O型腳，二是手部關節產生腫脹、結節，即外觀看起來有腫脹突起處。台大醫院骨科部主任江清泉則指出，很多人65歲後，已出現退化性關節炎症狀，像O型腿、X型腿，肉眼就可察覺。如

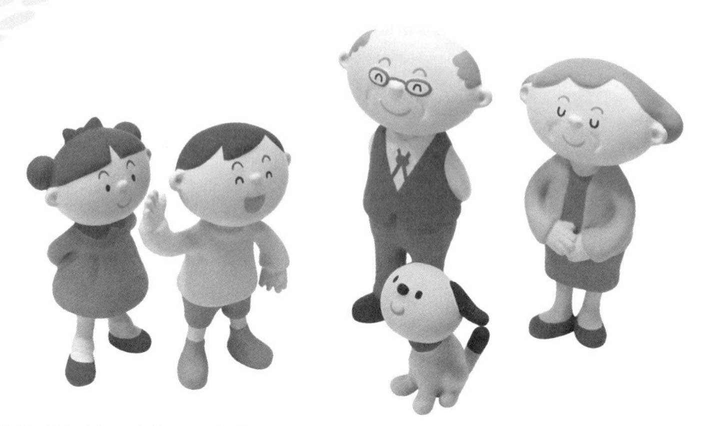

果不會疼痛，民眾通常不會就醫。如果關節老化發生在脊椎，個人其實很難察覺。

退化性膝關節炎發生過程緩慢，通常需數個月或數年之久。中華民國類風濕性關節炎之友協會曾統計，全台灣年逾50歲的中老年人，每2人就有1人患有退化性關節炎。通常65歲以後，約有6成以上的人罹患退化性關節炎，男女發生率亦不同，男性在45歲前發生率高於女性，而女性則於停經後其發生率快速增加。但黃德豐指出，其實男女發生比例差不多，只是「女性通常關節痛，就會就診，男性則比較會硬撐，另外，女性可能家事做得較多，較容易感到關節疼痛。」

來自遺傳，退化更快

退化性膝關節炎隨著年齡老化，發生率與嚴重度也隨之增加。除了年齡外，肥胖（造成關節過度負重）及骨骼關節的傷害，也是危險因子之一。

近來發現，退化性關節炎可能與基因有關，尤其是手部的關節炎，若親人罹患得早，子孫也易得到。黃德豐表示，人體關節約從35歲後逐漸老化，有些帶有遺傳因子的退化性關節炎者，40歲後開始出現膝骨關節炎症狀，一般沒有遺傳因子的人，則要到50、60歲後才有症狀。

至於免疫力、壓力則和退化性關節炎無關，壓力會增加關節疼痛，但壓力不會引發退化性關節炎。

易罹患族群

1. 50歲以上的人。
2. 有退化性關節炎家族史。
3. 肥胖。
4. 膝蓋曾受傷，如骨折、扭傷。
5. 膝蓋曾罹患其他關節病變，如痛風、類風濕性關節炎等。
6. 膝關節過度鬆弛（需請醫師評估）。
7. 從事經常需要屈膝搬重物的職業。

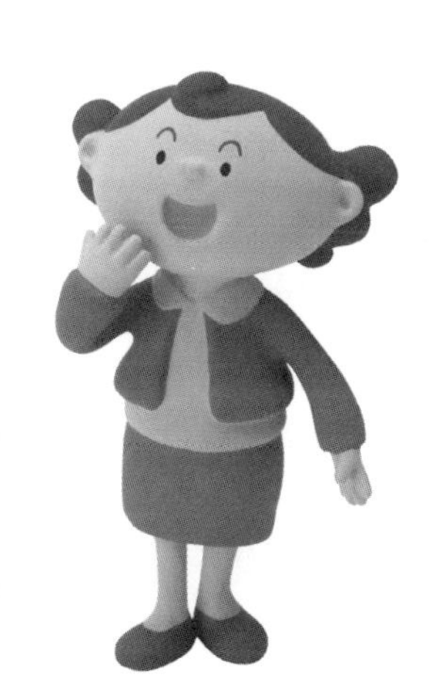

常見症狀

主要症狀是「關節疼痛、僵硬、腫大和變形」，活動關節時常有「不正常的磨擦聲響」。

■初期症狀

□會感覺關節腫痛。

□清晨起床或久坐、久站後，感覺關節僵硬，隨著活動增加，僵硬感會慢慢消失。

□走平路時，比較沒有感覺，但上下樓梯或走斜坡時，膝蓋會感到疼痛或不舒服。

■退化嚴重的晚期症狀

□關節積水、關節活動範圍變小（病人感覺很難伸展）。

□膝關節內翻或外翻變形。

□膝蓋伸不直。

□走路距離因膝痛而變短。

□在關節處有灼熱壓痛感。

□久而久之，大腿肌肉變得萎縮無力，對日常生活造成很大困擾。

（採訪整理／吳皆德）

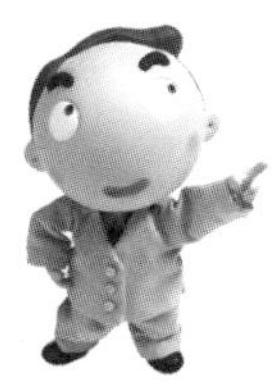

1-4【痛風性關節炎】
關節「紅」又腫，尿酸作祟

根據衛生署進行的國人營養調查顯示，台灣地區成人（大於19歲）罹患高尿酸症的比率，男性高達1/4，女性達1/6，以19～45歲的青壯年居多。有高尿酸血症者，因體內普林（是種含氮物質，除了人體會自行合成和分泌外，主要來自富含核蛋白的食物）代謝異常，尿酸鹽結晶會積聚在關節，形成痛風石，造成關節腫脹或變形，因而引發劇痛，造成痛風性關節炎。

一分鐘搞懂關節小毛病

Q 何謂普林代謝異常

■ 普林代謝正常

普林經肝臟代謝後→形成尿酸→由腎臟將尿酸排出體外。

■ 普林代謝異常

普林經肝臟代謝後→形成尿酸→腎臟沒有將尿酸排出體外，反而流進血液，變成尿酸鹽結晶→尿酸鹽結晶積聚在關節，形成痛風石→免疫系統視結晶為侵入物，加以反應→造成關節發炎、疼痛。

常見的痛風性關節炎有急性與慢性兩種。

急性痛風性關節炎

發病快速，末梢關節突然紅腫、灼熱、劇痛，令人寸步難行。甚至只要有人在旁邊打噴嚏或走動掀起微風，也會令患者痛苦不已，所以被稱為「痛風」。台北榮民總醫院過敏風濕免疫科主治醫師黃德豐表示，「急性痛風性關節炎」多以非對稱性型態侵犯關節，來得快，去得也快，通常會在半夜發生。

慢性痛風石關節炎

急性發作後若未接受治療，症狀可能於一至兩星期後自行消退；但也可能不斷復發，導致全身各關節出現痛風石，嚴重影響行動，最後成為慢性關節炎，令人痛若不已。

一般人的尿酸正常值，男性為每100毫升7.2毫克，女性為每100毫升6.2 毫克。尿酸值愈高，尤其每100毫升血中尿酸超過9毫克，或持續時間愈久者，愈易罹患痛風。而體重過重的人，尿酸值較高，也比體重輕的人易罹患。痛風和遺傳也大有關係，親人愈早得，遺傳率愈高。至於運動、壓力、免疫力則和痛風無關。

易罹患族群

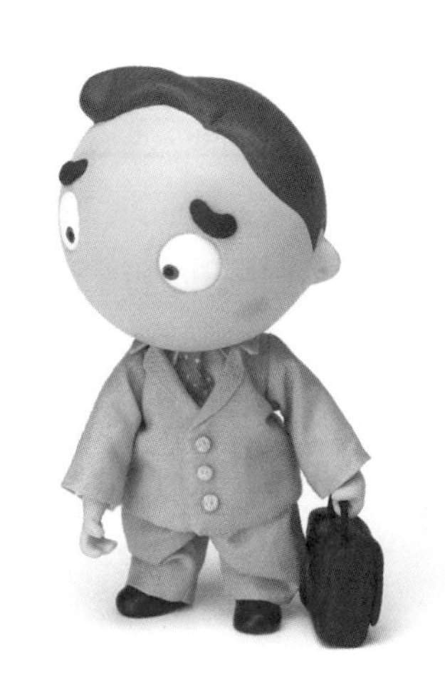

1. 具有數10年慢性痛風病史者。
2. 具有「高尿酸血症」，卻未接受充分的降尿酸藥物治療者。
3. 具有「高尿酸血症」，卻長期服用類固醇者。
4. 偏好使用類固醇治療痛風性關節炎的急性發作者。

黃德豐說明，類固醇會抑制發炎反應，減輕急性痛風性關節炎發作的次數與症狀，降低病人的警覺性。所以長期服用類固醇的病人，如果血尿酸值偏高，務必經常驗血，必要時接受降尿酸藥物治療，以避免痛風石的產生。

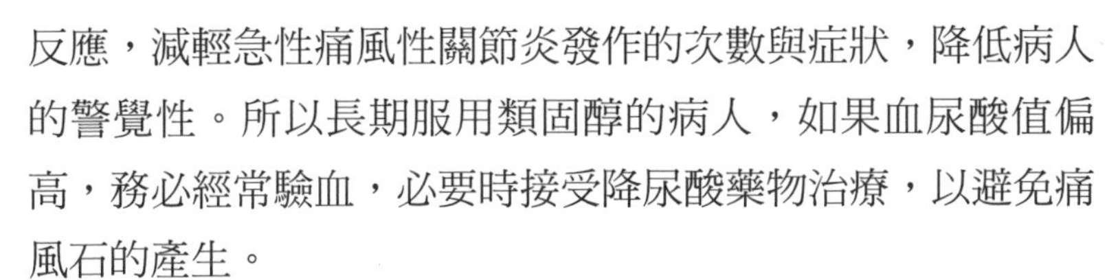

常見症狀

患者在痛風發作前1～12小時，一般會有預感，病人會感覺疼痛像風一樣四處鑽動；預感期一過，立刻發生激烈疼痛，且疼痛程度一分一秒增加，在24小時內達到最高峰，過幾天後，疼痛才慢慢減輕、消失。疼痛最常出現的部位為「大腳趾、膝蓋、手腕」。和退化性、類風濕性關節炎最大的不同是，只有痛風會讓關節「紅」腫，且劇烈疼痛，病人通常難以忍受，會盡速就醫。

其中「急性痛風性關節炎」發作時，關節會出現紅、腫、熱、痛的現象，劇烈的關節疼痛是特有的症狀之一，病情嚴重時，偶爾會發高燒，也有病人常被誤診為「細菌性關節炎」，因細菌性關節炎也會有關節僵硬，發熱或發寒等症狀，須靠醫師診斷。急性痛風性關節炎常在深夜發作，初期多發作在腳部；一旦發作在手部，病人通常已有多次痛風發作的病史。

而「慢性痛風性關節炎」常以結節狀的隆起和不對稱的方式侵犯關節，其痛風石沉澱於腎臟間質部，如果未妥善治療，經年累月後會引起腎功能衰竭。

（採訪整理／吳皆德）

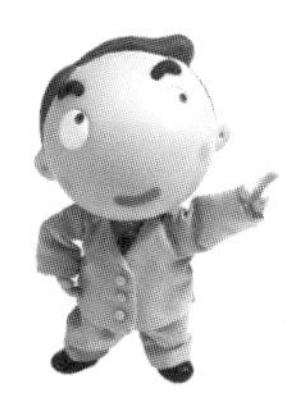

1-5【類風濕性關節炎】關節呈對稱性疼痛

類風濕性關節炎（rheumatoid arthritis）是一種慢性發炎性的關節炎，也是一種全身性自體免疫疾病，可能與組織抗原中的HLA-DR4有關，一般來說，類風濕性關節炎患者也含有較多的HLA-DR4人類白血球抗原。

侵犯關節，內臟也不放過

台灣患有類風濕性關節炎的人數，並沒有詳實統計，不過，根據美國醫學報告，每100人中就有1人罹患，推估台灣流行率應為4.5/1000，約11萬人，女性是好發族群，患病機率為男性的3倍，尤其是30～50歲的中年女性。

類風濕性關節炎發生原因是關節滑膜囊發炎、變厚，造成關節腫脹、疼痛、僵硬，除了關節，還會侵犯內臟，嚴重時，可能造成眼睛及肺部發炎、血管炎、肺部纖維化等，若不妥善治療，關節會變形、導致殘障，影響患者生活品質。

不同於退化性關節炎有較多明顯的易罹患族群，類風濕性關節炎多和遺傳有關，但必須要多基因的遺傳，才會罹患，所以關連性不強，少有母女檔或父子檔病號。若有相關的HLA-DR4基因，也不見得會發病，碰到病毒環境才會發作，至於是什麼樣的病毒環境，醫學界仍在找尋。此外，與體重、壓力、運動都無關。

易罹患族群

1. 30～50歲的中年女性。
2. 組織抗原中含有HLA-DR4人類白血球抗原。

常見症狀

初期即會關節痛，剛開始，關節侵犯可能是「非對稱性分布」的，隨著疾病轉趨嚴重，「對稱性分布」機率愈來愈高。一旦雙手手掌、手指間的關節、腕關節，同時被侵犯，病人罹患類風濕性關節炎的機率就愈高。

此外，關節的疼痛和「晨間僵硬程度與發炎嚴重程度」成正比；相對於退化性關節炎，類風濕性關節炎的關節發炎較嚴重，手部晨間僵硬與疼痛，通常持續達1小時以上，甚至到中午才解除。

病情嚴重者，會感到疲倦、食慾不振、全身無力、不舒服，甚至覺得「全身是病」，手肘、臀部皮膚也可能起腫塊，或眼睛、嘴巴出現乾澀現象。

類風濕性關節炎是一種發炎性較強的關節炎，大部分病人皆會持續性關節腫痛，若早期未接受適當治療，「半年內可能產生關節脫臼變形」。台北榮民總醫院過敏風濕免疫科主治醫師黃德豐提及，「類風濕性關節炎常被誤以為是退化性關節炎，病人須透過就醫，把握2～6個月的治療黃金期，錯過時間，關節可能會變形。因此，早期診斷、積極治療，是不二法門。」假如家庭主婦出門買菜前，發現關節僵硬，買完菜1小時後回到家，僵硬情況仍未改變，特別是關節呈現對稱性疼痛，如左右手關節同時疼痛，此時最好趕快就醫。

（採訪整理／吳皆德）

類風濕性關節炎的7項診斷標準

診斷類風濕性關節炎時，醫師會根據病人的病史、理學檢查和X光檢查先做初步診斷。通常會依據美國風濕病學院1987年訂的診斷要點來做評估，以下7項若出現任何4種情況，就是類風濕性關節炎。

若病患真的罹患類風濕性關節炎，且症狀明顯，醫師通常容易透過此診斷要點，快速做出判斷，萬一症狀不是那麼典型，則需一段時間的追蹤才能確定。

- ☐ **晨僵多於1小時：**關節及關節周遭出現僵硬不適的感覺，超過1小時以上，且症狀超過6週。
- ☐ **觀察到3個或3個以上關節部位的軟組織腫脹：**常見的患部有14個，包括左右手的近側指間關節、左右掌指骨關節、兩側腕關節、肘關節、膝關節、踝關節炎及足蹠趾骨關節，且症狀持續超過6週。
- ☐ **腕、掌指和近端指間關節腫脹超過6週以上的時間：**關節炎需包含上述的區域手部關節，近側指間關節、掌指骨關節、手腕關節的其中之一，且症狀持續超過6週。
- ☐ **呈現對稱性關節腫脹的外顯表徵：**即身體兩側相同關節同時或先後發病，且症狀超過6週。
- ☐ **類風濕性結節：**常發生於骨突起處或伸側表面。
- ☐ **血清學檢查發現類風濕因子：**血液抗體的檢查，類風濕因子呈陽性反應、紅血球沉降速率異常、抗核抗體也呈陽性反應。
- ☐ **X光檢查發現異常：**如關節的骨頭有磨損、變形、關節處有骨質疏鬆、關節軟骨減少、關節腔變窄。

（採訪整理／吳皆德）

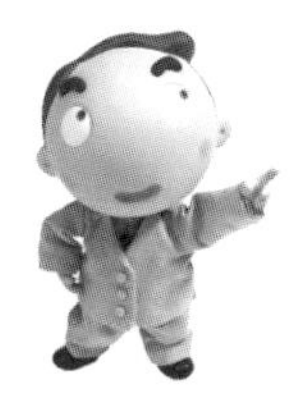

1-6
怎麼讓醫生知道你的「痛」？

疼痛是關節炎最常見的症狀，建議病患製作疼痛日誌，看診時，清楚說明目前的症狀，醫師才能正確診斷，為病患做最好的治療。病人須描述自身的狀況如：

1. 疼痛多久了，幾天、幾個月，或幾年？
2. 什麼時候最痛，白天、晚上，還是睡前？
3. 什麼樣的姿勢最痛，站著痛、蹲著痛，還是走路才痛？
4. 什麼情況會引起疼痛？譬如：坐著要站起來時最痛。
5. 痛的情況是「悶悶地痛」，還是一點酸痛？像針刺一樣痛？
6. 痛的時候有無伴隨其他的症狀，如局部紅、腫、熱等？
7. 痛會不會延伸到別的部位？

至於關節疼痛、僵硬要看哪一科？台北榮民總醫院過敏風濕免疫科主治醫師黃德豐表示，通常骨關節炎看「骨科和復健科」，類風濕性關節炎、痛風性關節炎，看「過敏免疫科」，由專科醫師做診斷與治療。

多數關節炎的治療方式是藉由適度運動、復健，使肌肉、骨骼強壯，並服用藥物，以減少疼痛、腫脹、僵硬的症狀，如痛風性關節炎，須靠長期飲食控制及藥物治療，減少血液中的尿酸。較嚴重的退化性關節炎和類風濕性關節炎，除了運動、復健，可藉由開刀，使關節變平滑，或植入人工關節，取代原來受損的關節。

（採訪整理／吳皆德）

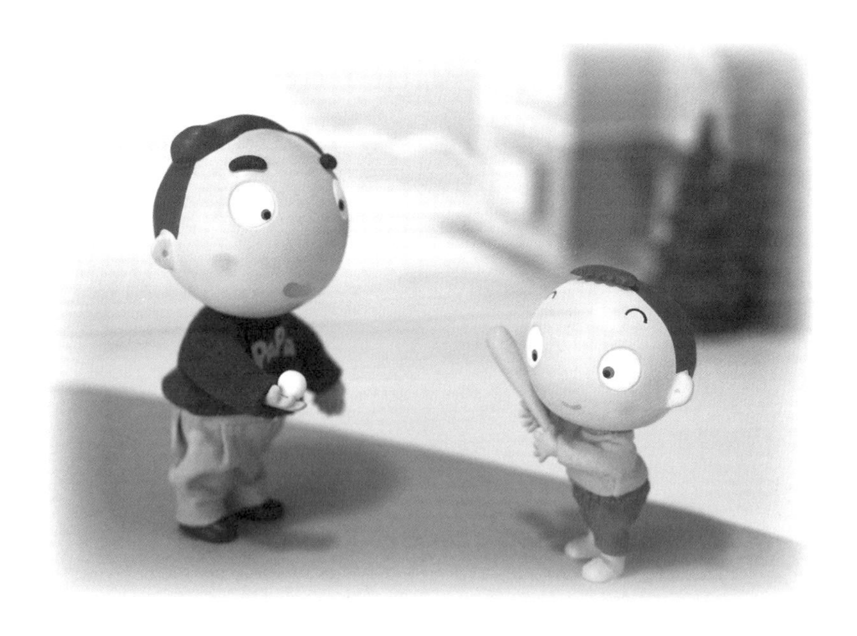

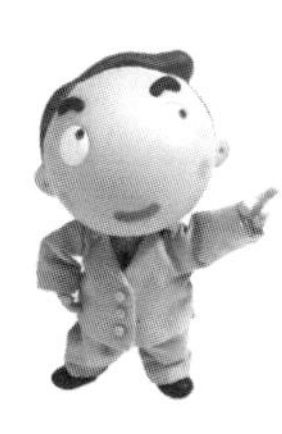

1-6
1分鐘評量關節炎嚴重指數

當關節隱隱作痛時，不少民眾選擇隱忍，因而錯過黃金治療期。為了讓民眾對關節不適更有警覺，中華民國物理治療學會理事長簡文仁設計了簡易的「關節炎嚴重指數評量表」，民眾可依主觀感受，簡單地自我評量，即時治療與保養。

一、疼痛感受：

1. 持續大痛	30
2. 持續痛	24
3. 常常痛	18
4. 偶爾痛	12
5. 不會痛	0

二、活動感受：

1. 不能走動	30
2. 必須拐杖才能走	24
3. 走不到10分鐘	18
4. 站走不順	12
5. 行動無礙	0

三、心情感受：

1. 極端痛苦	20
2. 影響工作與生活	15
3. 覺得不舒服	10
4. 偶爾注意到	5
5. 沒影響	0

四、治療情形：

1. 持續治療1年以上	20
2. 持續治療3個月以上	15
3. 正在看醫師求醫	10
4. 痛的時候才求醫	5
5. 沒有在吃藥或治療	0

總指數0～100，評估指數：________

結果解析

指數 0～20：恭喜你，關節狀況良好，請繼續保持健康。

指數21～40：小心喔！請注意關節保養。

指數41～70：關節已發炎，請盡快就醫治療。

指數71～100：關節嚴重發炎，須開刀處理。

Chaprter 2
減重篇

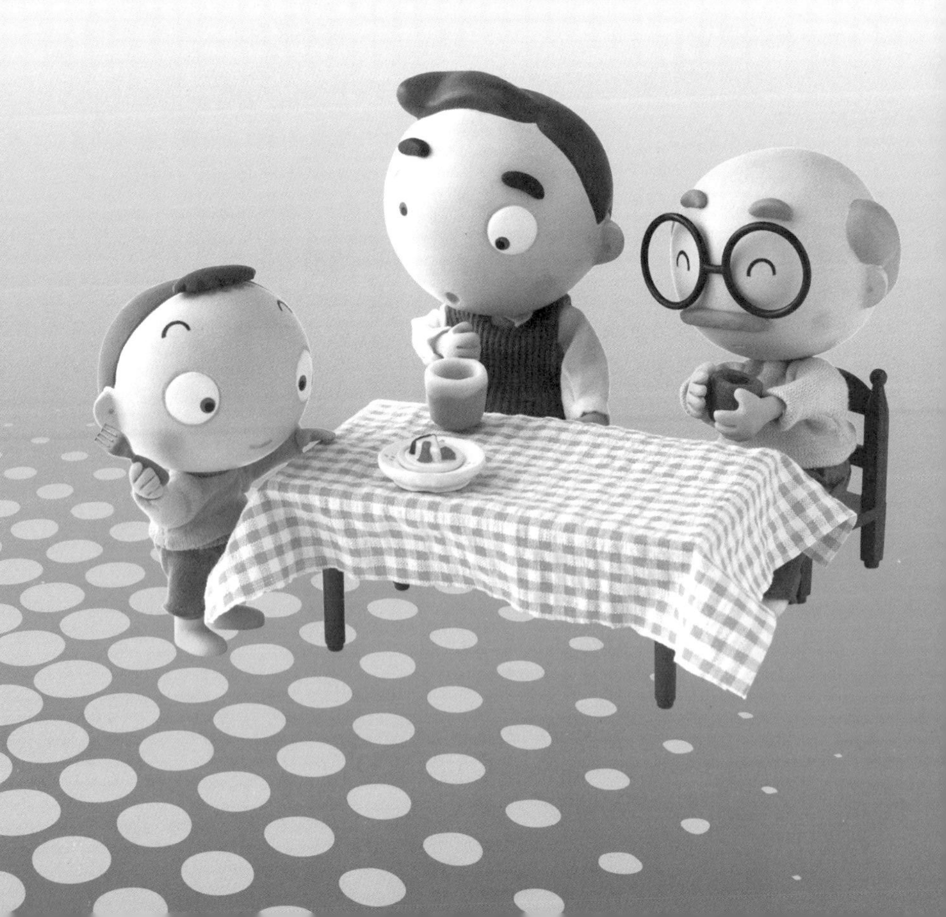

體重過重，關節吃不消

什麼！體重太重也會影響關節健康！

但有關節問題的人，能吃減肥藥控制體重嗎？

目前流行的斷食減肥法、吃肉減肥法、蘋果減肥法，適合關節炎患者使用嗎？

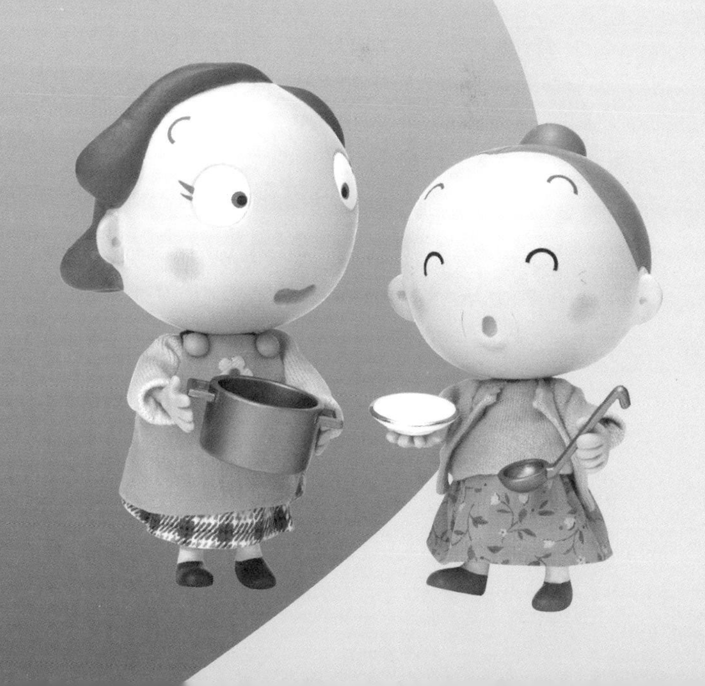

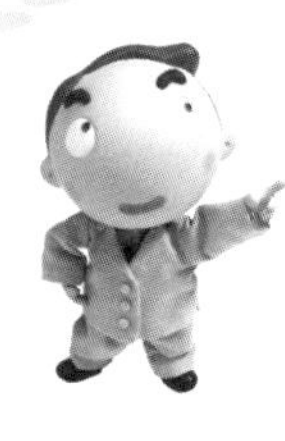

2-1 帶著肥肉走，關節自然累

60幾歲的林伯伯，平常上下樓梯時，膝蓋就很不舒服，幾天前爬山後，膝蓋更疼痛難耐，經醫生診斷是退化性關節炎。醫生叮囑他要避免蹲跪動作、久站久坐和上下樓梯，他誤以為不能運動，3個月下來，不僅胖了3公斤，關節負擔更重，人更不舒服了……。

控制體重是關節減壓的捷徑

台北榮民總醫院骨科部運動醫學科主任馬筱笠表示，國內外研究證實：體重可能影響關節炎的發生與嚴重程度，尤其是負重的「下肢關節」，所以體重超重者，易得退化性關節炎。而類風濕性關節炎是自體免疫疾病，很少有肥胖者；痛風性關節炎則屬代謝問題，與尿酸沉積有關，因此，類風濕性、痛風性關節炎和肥胖的關係不大。

一般而言，體重超重者不一定會得關節炎，但肥胖會加重大部分退化性關節炎的病情，若發現病人有關節炎且體重過重，減重也是治療的方式之一。振興醫院營養治療科營養治療師林孟瑜也指出，減重對任何關節炎患者都是件好事，若體重過重，建議第一步驟就是減重，減輕關節的疼痛症狀。

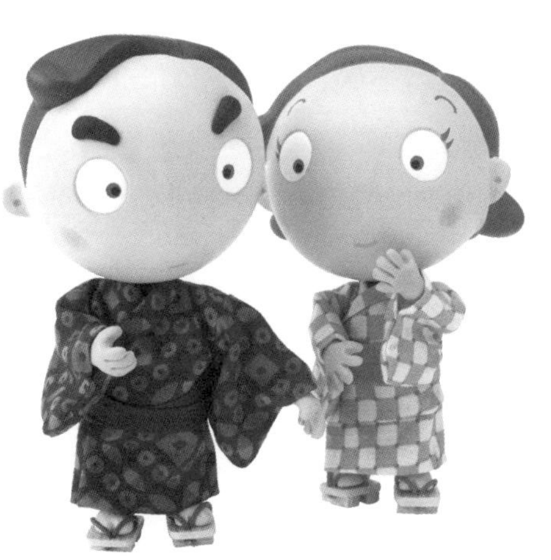

怎麼評估是否過重？

衛生署從2004年起，開始推動「成人健康體位，挑戰『1824』」計劃。此計劃主要目的是期待藉著輕鬆改變日常生活飲食及身體活動習慣，達到自我體重控制，進而擁有理想的體重和健康的生活。

林孟瑜指出，目前的肥胖標準是以身體質量指數BMI及腰圍來判定，BMI的計算方法為體重（公斤）÷身高的平方（公尺）^{2} 。例如：體重60公斤、身高167，其BMI=60÷

（1.67）^{2} =21.5。

所謂「1824」是指理想體重範圍為18.5≦BMI＜24，當BMI≧24，表示「體重過重」，BMI≧27則代表「肥胖」。不過，即使BMI落於正常範圍，但男性腰圍超過90公分（約35.5吋）、女性腰圍超過80公分（約31吋），也符合「肥胖」標準。她提醒，若BMI正常，腰圍超過正常值，身體可能有潛在性疾病，統稱「代謝性症候群」，所以，BMI與腰圍值均在正常範圍內較健康。

（採訪整理／李碧姿）

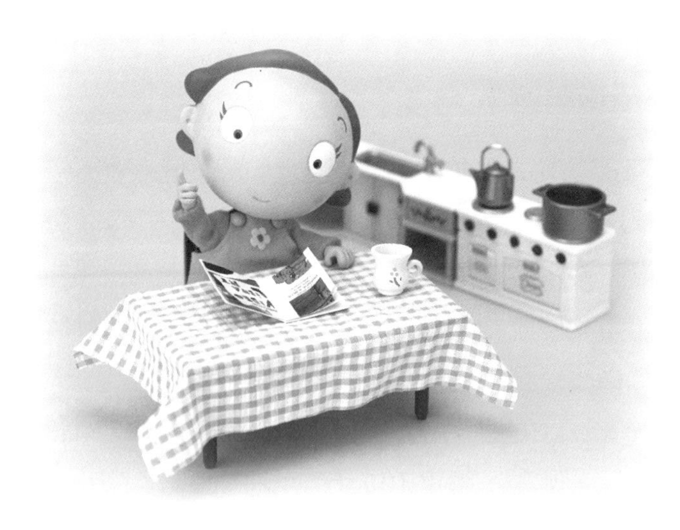

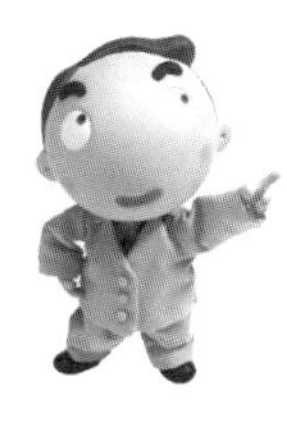

2-2
體重太重，能吃減肥藥嗎？

體重過重易增加關節負擔，因此，減輕體重也是治療關節炎的主要策略之一，可明顯改變關節病變。令人好奇的是，肥胖的關節炎患者想減肥，可否使用減肥藥？

符合肥胖標準才能使用

台灣肥胖醫學會常務理事暨蕭敦仁診所院長蕭敦仁，與三軍總醫院內分泌及新陳代謝科主治醫師吳令怡皆表示，患關節炎的超重者可使用減肥藥，尤其是「退化性及痛風性關節炎」患者，得減重才好改善病情。

然而，減肥藥千百種，該如何選擇？兩位專家一致認為，可使用目前衛生署核准的「羅氏鮮」，但要注意的是，羅氏鮮屬於處方藥，雖在西藥房可輕易取得，仍應經醫師評估後再服用。而非法減肥藥不但傷身，效果也令人存疑，不建議使用。

至於什麼條件的關節炎患者，才能服用減肥藥控制體重？蕭敦仁說，只要符合行政院衛生署公布的肥胖標準：18歲以上，身體質量指數BMI〔體重（公斤）÷身高的平方（公尺）^{2}〕值≧27；或BMI值≧24且合併代謝症候群，經醫師評估後即可服用。

吃減肥藥，須小心副作用

在減肥過程中，蕭敦仁表示，關節炎病患與單純過重者減肥不太一樣之處，在於應避免使關節炎病情加重。關節炎病患通常會使用止痛藥或降尿酸藥物，應視減重情況調整，不可將原藥物完全停掉。此外，應瞭解減肥藥的作用與原理，防範副作用可能帶來的身體不適。

吳令怡進一步分析，羅氏鮮以抑制身體油脂吸收為減重機轉，長期服用會造成脂溶性維生素A、D、E、K缺乏，帶來的副作用包括：夜盲、骨質疏鬆、皮膚乾燥易老化及凝血功能下降等，因此，服用同時宜補充綜合性維他命。

蕭敦仁亦補充，服用羅氏鮮早期最大問題是排油便，有時造成很大的社交困擾，近年研究發現，合併使用「車前子」，可大幅改善排油便情況，也有助解決便祕問題。不過，若病患同時有拉肚子情形，就不適合使用。

減肥藥不是吃愈久，效果愈好

吳令怡說，羅氏鮮建議用藥期需長達2年，但患者在使用半年後，瘦身效果開始不明顯，只能維持身材。蕭敦仁也認為，「半年內藥效最好，而不是使用愈久，效果愈好。」雖然聲稱藥物最長使用期限為2年，但成本與效益也應一併考量，建議病人先與醫師溝通，善用藥物以達到減重的效果。

他指出，一般減重者耐力有限，通常前3個月減重效果最明顯，約可完成80％以上，醫師須掌握這段黃金期；4～6個月後減重速度變慢，約只完成20％，然後進入維持期。他提醒，減重期與維持期所使用的策略不同，維持期減重的方法很多，不一定要使用藥物，視病患的個別差異而定，如持續運動、使用代餐，或繼續服藥（假如藥物副作用不大）。不過，仍以飲食控制為主、運動為輔；維持期保持運動習慣才是持續成功減重的重要關鍵。

多管齊下，減重效果最佳

蕭敦仁舉出，近年有很多相關研究，如美國賓州大學心理學教授professor TA Wadden，在 2005年新英格蘭醫學雜誌（New England Journal of Medicine）發表有關「生活習慣改變與藥物治療對減重效果的隨機臨床實驗」的論文中提及，將減重病人分為三組，1年後發現，每天早上服用一顆「諾美婷」的用藥組，平均減5公斤（減肥用藥「諾美婷」現因可能導致心血管疾病，目前衛生署已下令全面禁賣）；以心理治療配合營養師與運動教練，上課26次，一次1個半小時的行為矯正組，平均減6.7公斤；而用藥合併行為矯正組，減肥效果平均高達12.1公斤。可見，藥物效果相當有限，重點還是在生活型態的改變。

蕭敦仁也強調，減肥確實是複雜的工程，與傳統醫療不同，必須學習一些臨床營養學、運動生理學、減肥心理學等相關專業知識外，還需與其他專業合作，不能光靠藥物。他笑說，減重多管齊下效果最佳，以前在公保大樓看減肥門診，結合護理師、營養師等專業人員得同時開3個診間呢。

（採訪整理／李碧姿）

一分鐘搞懂關節小毛病

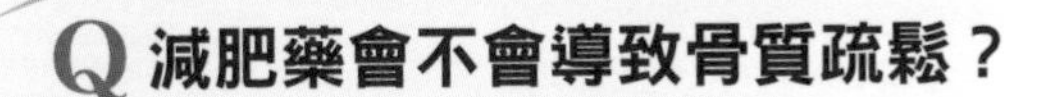

Q 減肥藥會不會導致骨質疏鬆？

美國紐約哥倫比亞大學研究顯示，減重時骨質密度可能會下降，尤其是停經婦女，骨質可能流失2至6％。對此，台灣肥胖醫學會常務理事蕭敦仁建議，減重時一定要配合加強骨質密度的負重運動，如舉啞鈴、慢走或適度補充鈣質。只要事先防範，就不會導致骨質疏鬆或使關節炎更惡化。

（採訪整理／李碧姿）

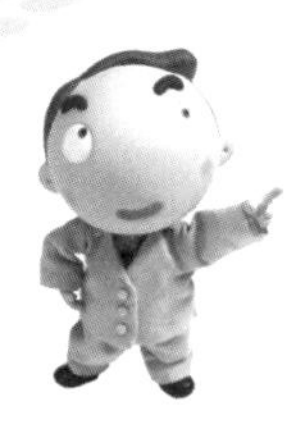

2-3 「快速減肥法」減不了關節負擔

目前流行的3大減肥法：斷食減肥法、吃肉減肥法、蘋果減肥法，是否適合關節炎患者使用？聽聽專家怎麼說！

斷食減肥法

很多人相信斷食能減肥，但中華民國物理治療學會理事長暨國泰醫院物理治療組組長簡文仁指出，減肥須有健康心態、健康方法、適量飲食、規律運動。台北榮民總醫院骨科部運動醫學科主任馬筱笠也認為，「採用斷食法減肥，長期而言不可行」，單靠飲食或運動減肥都有其瓶頸，唯有「飲食控制」搭配「運動」，才能維持減肥效果。

振興醫院營養治療科營養治療師林孟瑜說，不論何種關節炎，減重基本原則都是「速度不宜過快」，適當的減重速度是每天減少300～500大卡的熱量，一星期約減少0.5～1公斤的體重。

尤其是「痛風性關節炎」，若減重速度過快，身體代謝系統易出問題，使蛋白質分解過快，產生酸中毒，引發第二次痛風的可能性，像斷食減肥法，就非常不適合痛風性關節炎患者。

此外，減肥過程中，脂肪組織會崩解，即使沒有痛風的人，尿酸也會上升，若尿酸上升太多，有經驗的醫師會使用降尿酸的藥物，幫助減肥者排泄尿酸。

吃肉減肥法

坊間流行的「吃肉減肥法」，林孟瑜表示，身體本身就會自行合成普林，若蛋白質攝取過多，易增加體內普林的量。另外，吃肉減肥法通常伴隨高油脂食物攝取，因肉中含有油脂，可能同時吃下較高、多量的脂肪，抑制尿酸排泄。

由此可見，吃肉減肥法會增加自體產生普林外，還可能因脂肪含量偏高，間接抑制尿酸排泄，更易誘發痛風，所以不適合用來減重，尤其是痛風性關節炎患者。

蘋果減肥法

站在營養師角度，林孟瑜強調，健康的減重方法皆不強調只吃或不吃某種特定食物，而是看食譜中所含的營養成分。基本上，任何減重食譜都應含醣類、蛋白質、脂肪等三大營養素的基本攝取量，也就是說，量可減少，但不可沒有。

以蘋果減肥法為例，蘋果只含一些果糖（碳水化合物）及豐富的纖維質，讓減重者較有飽足感，不容易餓，但持續用蘋果減肥，易有蛋白質與脂肪不足現象，有點接近斷食法，時間一久，易發生脫水或其他代謝問題。

通常快速減肥的方式，身體消耗的是肌肉組織，而非脂肪組織，肌肉組織（蛋白質）大量消耗時，易產生過高的普林量。她提醒，任何減重食譜中，沒有包含三大營養素六大類食物，都不算是健康的減重法，尤其是關節炎患者，代謝易因此出現問題，使身體無法正常運作。

（採訪整理／李碧姿）

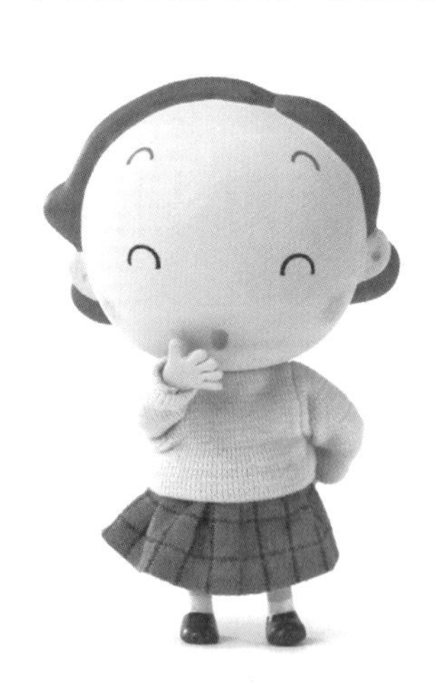

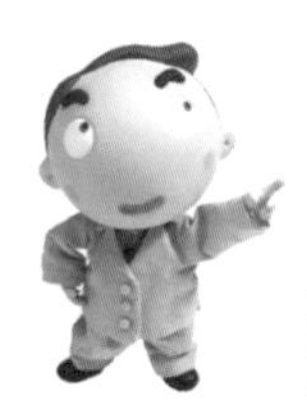

2-4
10大致肥食物 關節炎患者少碰為妙

什麼樣的食物最容易發胖？一般人可能會答：「當然是看起來油膩膩的食物！」其實，某些常吃或看似低卡的食物，當中富含油脂，關節炎患者更應避免。以下訪問雙和醫院社區醫學部主任祝年豐，列舉生活中常見也易漠視的10大致肥凶手。

1. 燒餅油條

一份燒餅油條約450卡，配上一杯豆漿，一頓早餐就超過500卡，可是並沒有特別的飽足感。現在有些早餐店推出燒餅夾生菜，看起來健康又低卡，但燒餅是用油酥製成，就算用烤的，一個燒餅就有250卡，再夾入生菜、淋上沙拉醬，全部加在一起也有300多卡的熱量。

2. 蒟蒻片

蒟蒻是低卡食物，很多人減肥時拿來當零嘴，但蒟蒻本身毫無味道，為了更可口，製造商加入很重的調味料，這些調味料都有熱量，不知情的人以為吃再多也無妨，卻毫無警戒地掉入陷阱。此外，蒟蒻在製作過程中，會加入鹼水，使其凝固，因偏鹼性，若吃太多，腸胃不好的人易脹氣。

3. 蔥油餅

街頭巷尾常有賣蔥油餅的小攤，平底鍋中加入一點點油，煎出一張張香噴噴的餅，看起來油脂不多，熱量卻高得嚇人。祝年豐解釋，為了使煎出來的餅更香酥，在製作麵團

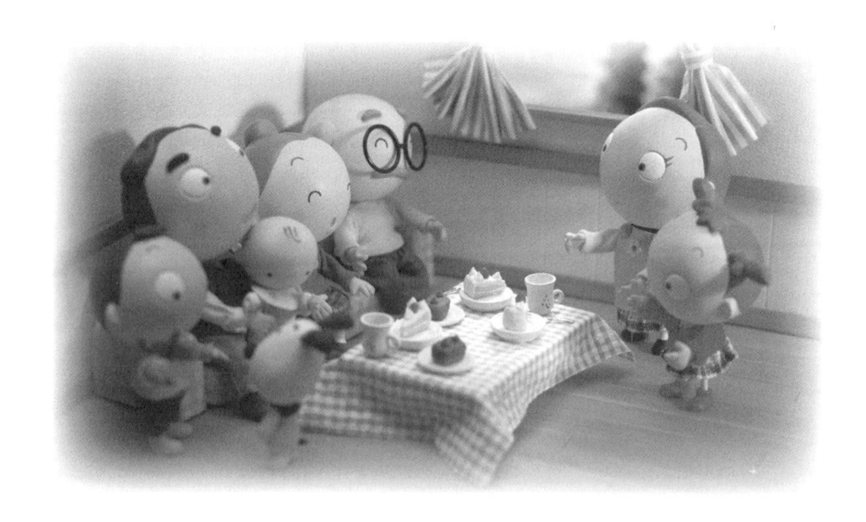

時，揉進不少油脂，成為一般人易忽略的高熱量食物。

4. 養生糕餅

坊間麵包蛋糕店販賣的黑糖麵包、地瓜餐包等，雖然加入一些健康元素，消費者食用這類麵包、糕點後，常忘記它們仍富含澱粉，屬於主食，也忽略其中的油脂含量。因此，不是吃多就對身體有好處。

5. 酥皮濃湯

這是一道讓人難以拒絕的美食，濃湯喝起來滑口，酥皮又香又脆，是很多餐廳必備的餐前湯。不過，它也是造成發胖的美味陷阱。濃湯是用奶油把麵粉炒香後，再熬煮而成，酥皮也是以一層層的油酥製成，儘管口感不油膩，油脂量卻極高。

6. 魚翅羹

喜慶宴會中，常有一道料理——魚翅羹，由於難得吃到，當面前有一鍋魚翅羹，怎麼能放棄？但羹類熱量原本就高（5克太白粉就有20卡熱量），且為了讓無味的魚翅入味，會加入不少調味料，造就高級又高熱量的魚翅羹，即使是一小碗也不可小覷。

7. 水煎包

不要被它的名稱矇騙了，「水煎包」並非用水煎成，而是用油煎，所以包子底層已吸飽了油，下肚後怎能不肥！同類型的煎餃或鍋貼也一樣，想減肥的人還是少吃為妙！

8. 麻辣鍋

光一個鍋底就有2000卡的熱量，為引出麻、辣的口感，總見湯中浮著厚厚一層油，堪稱火鍋熱量之王。也許你以為不喝湯，就不會喝進那層油，但在鍋中燙青菜、煮麵時，青菜及麵會吸收油脂，還是會吃進體內。此外，很多人喜歡用沙茶醬當火鍋沾醬，這也是高熱量的調味量，一湯匙約有100卡，相當驚人！

9. 深海魚

很多主婦以為富含不飽和脂肪酸的深海魚是健康食品，可增加好的膽固醇，好處說不盡，應該多吃一些。然而，深海魚也富含油脂，尤其切片的魚肉，買回來後煎一煎，感覺健康又美味，其實吃下不少看不見的油脂，建議在均衡飲食的原則下，適量攝取即可。

10. 酒精飲料

酒類熱量非常高，以酒精濃度7％的啤酒為例，每100CC約有50卡的熱量，相當於1/4碗白飯。許多男性聚會時，把啤酒當成飲料猛灌，自然會灌出啤酒肚。也有些人喜歡在睡前小酌一番，較注重生活品味的人，多會選擇紅酒。一般酒精濃度13％的紅酒，100CC有90卡的熱量，喝完就準備上床睡覺，難怪啤酒肚會不斷「茁壯」。

（採訪整理／陳珮潔）

Chaprter 3
飲食篇

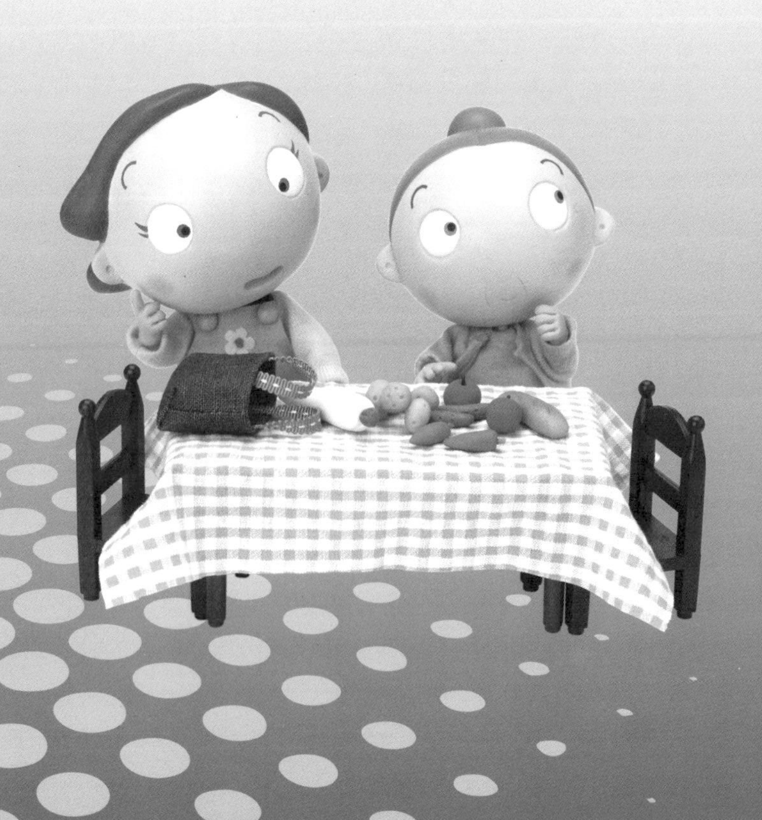

吃對食物，關節不再疼！

關節炎患者常遇到吃這個不行，吃那個不行的窘境，到底哪些食物要少碰為妙？

此外，當紅的維骨力和補鈣食物，真能補充骨頭能量，讓關節更強壯嗎？

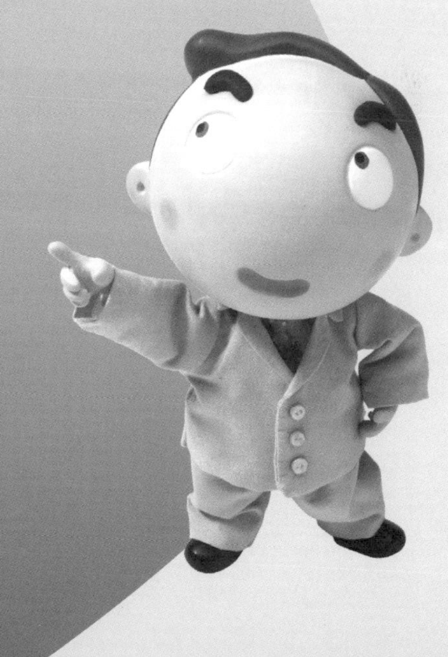

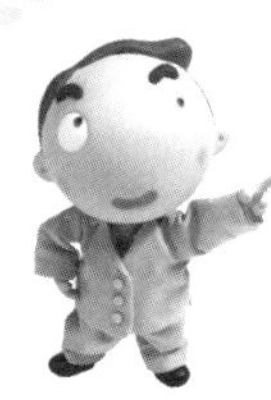

3-1 退化、痛風、類風溼性關節炎，哪些食物要忌諱？

老陳常抱怨，跟老蕭吃飯最難點菜，豆類、菇類、熬煮太久的肉湯等含有高普林的食物都不能吃，酒也碰不得，老蕭無奈地說：「沒辦法，痛風作祟，看！我都隨身帶著藥呢！」

振興醫院營養治療科營養治療師林孟瑜從營養學觀點指出，天然食物和治療關節炎沒有直接關係，但可能間接減輕症狀，或誘發、惡化病情。由於退化性關節炎、痛風性關節炎，或類風濕性關節炎的成因與症狀各不同，若要透過食物來減輕症狀或避免惡化，有哪些該注意的事項？

退化性關節炎 這麼吃，吃對了嗎？

退化性關節炎是關節退化與老化所引起，若要減輕發炎症狀，林孟瑜說，應避免食用高油脂食物，如紅肉、高油脂的肥肉，及不要使用含Omega-6脂肪酸高的食用油烹調菜餚，如紅花子油、玉米油。同時，可多補充富含Omega-3的深海魚類或魚油，降低發炎狀況。

台北市立聯合醫院中醫院區中醫兒科專任主治醫師申一中則建議，平時可多吃富含膠質、軟骨素，有利關節軟骨修復的食品，如豬耳、蹄筋、貝類、小魚乾、木耳、海帶等。申一中與台北市立聯合醫院中興院區中醫科特約中醫師吳明珠，也為退化性關節炎患者，設計以下藥膳食補。

■保骨凍

材料：熟地黃2錢、枸杞子3錢、菟絲子3錢、懷牛膝3錢、山藥5錢、茵陳5錢、水1000CC、紅棗10枚、冰糖適量、洋菜10克。

作法：藥材洗淨，加水大火煮滾，轉小火煎30分鐘，過濾取藥汁後，加紅棗續煮15分鐘，再加入冰糖、洋菜，煮溶後，放入容器中，置於冰箱凝成果凍狀，即可倒出食用。

服法：當點心食用。

宜忌：腹瀉者、腸胃虛寒者慎用。

■強膝壯骨湯

材料：杜仲3錢、續斷2錢、骨碎補4錢、牛膝2錢、防風2錢、獨活2錢、桂枝3錢、豬骨頭。

作法：將藥材及豬骨頭一起熬湯即可。

宜忌：痛風患者不宜食用。

痛風性關節炎
這麼吃，吃對了嗎？

痛風性關節炎是因血液中尿酸過多，在關節形成結晶所致，飲食上要避免攝取高普林食物，林孟瑜與申一中都指出，任何動物的內臟、直接能食用的海鮮類，如小魚乾、白帶魚，以及蘆筍、菇類與紫菜等蔬菜，每100公克，約含至少150毫克的普林，超過人體攝取的上限。體質較敏感或在痛風急性發作期，建議避免食用，降低誘發情形。

另外，最簡單的方式是在不影響心臟與腎臟的情況下，每天喝2000～3000CC的開水，也不要碰酒類飲料等。

申一中補充，高脂肪食品也會對關節炎不利，因這些食物可能加強免疫力或引發過敏，加重關節炎病症，但不是每個人都會發生，若想確認對哪些食物過敏，可經由抽血檢驗分

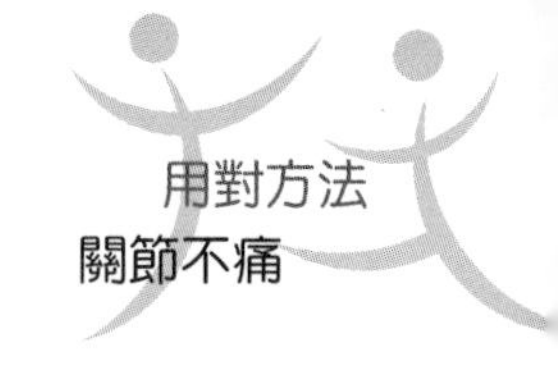

析得知。另外，吳明珠也特別為尿酸過多患者，設計以下藥膳食補。

■清毒關節湯

材料：牛蒡50克、薏仁100克、冬瓜連皮150公克、紅蘿蔔10公克、鹽少許。

作法：
1. 牛蒡、薏仁、冬瓜洗淨切塊備用。
2. 取一湯鍋，把1800CC的水注入鍋中煮開後，放入牛蒡、薏仁、冬瓜，用大火煮沸，再轉小火煮25分鐘。
3. 將其餘材料加入湯鍋中，以小火續煮約1小時，起鍋前加鹽調味即可。

類風濕性關節炎
這麼吃，吃對了嗎？

類風濕性關節炎屬於一種自體免疫疾病，若要透過食物調理身體，林孟瑜指出，只要維持正常的免疫力即可。像平時不要偏食，勿過度依賴生化性食物，在飲食上採均衡原則等。

她建議，可多攝取抗氧化食物或營養素，對抗自由基的產生，最好的抗氧化食物以顏色豐富的蔬果最好，如富含胡蘿蔔素的紅蘿蔔、類黃酮的黃色蔬菜、葉綠素的綠色蔬菜、含花青素與黑色素的紫色蔬菜。

申一中表示，飲食上應選擇易消化食物，烹調方式以「清淡爽口」為原則，少吃辛辣、油膩及冰冷的食物，多吃開胃的食物，如大棗、薏仁、木瓜等，尤其是薏仁具有去濕、祛風、利關節的作用。身體若屬熱性，應多吃綠豆、西瓜等食物；若屬寒性，可吃羊或牛肉等，但攝取量不宜過多。此外，吳明珠也特地為類風濕性關節患者，設計以下藥膳食補。

■舒痹湯

材料：薏苡仁、木瓜、伸筋草、千年健等藥材各1兩、水5碗、海參300公克、蔥3根、薑20公克、蹄筋100公克。

調味：干貝蠔油3大匙、冰糖1大匙、香油1大匙、太白粉1大匙、水2大匙。

作法：
1. 中藥材用紗布包好，放入鍋中，加入水後以大火煮，再用小火煎40分鐘，取藥湯備用。
2. 海參洗淨切斜段；蔥洗淨切段；薑洗淨切片；調

製太白粉水備用。

3. 將蹄筋與藥湯一起用小火煮約20分鐘，至蹄筋軟爛備用。
4. 另起鍋，放1大匙油，燒熱，爆香蔥、薑，放入海參、干貝蠔油、冰糖，連同蹄筋及高湯，一起用小火煮約5分鐘，再慢慢倒入太白粉水勾芡，最後滴上香油即可。

（採訪整理／施沛琳）

Q 哪些食物，痛風者少吃為妙？

食物種類	相對危險性（倍）	痛風急性發作時不建議食用
↑肝、腸等內臟；蝦、牡蠣、魚乾等海鮮	1.51	V
↑啤酒	1.49	V
↑肉類、油炸	1.41	V
↑含酒精飲料	1.15	V
→蛋白質食物	1.07	適量食用
→葡萄酒	1.04	V
→高普林蔬菜	0.96	V
→乳製品	0.56	

↑表示會增加尿酸；→表示不影響尿酸

（資料提供／中山醫學大學附設醫院過敏免疫風濕科主任魏正宗）

3-2 吃維骨力，為關節存健康？

隨著高齡人口增加，罹患關節炎的人數也相對增加，除了綜合維他命外，保固關節的保健食品，也成為孝敬銀髮長輩、體貼中年親人的絕佳見面禮，例如：主要成分為葡萄糖胺的維骨力，可說是目前詢問度最高的產品，也是不少民眾從國外返台，指名購買的熱門伴手禮。

維骨力，潤滑關節的幫手

銀髮族罹患「退化性關節炎」的盛行率很高，50歲以上民眾，約有二到五成飽受退化性關節炎之苦，前台北市藥師公會主委柯明道指出，這是由於軟骨結構隨老化磨損，加上體內「葡萄糖胺」的合成速度，逐漸趕不上分解的速度，影響關節內細胞的新陳代謝，人體來不及修護受損的軟骨組織，關節沒有足夠的潤滑液，就易僵硬、變形，導致負重疼痛、行動不便。因此，「補充葡萄糖胺」成為緩解退化性關節炎疼痛的方法之一。

柯明道表示，維骨力成分包含「葡萄糖胺」和「軟骨膠硫酸鹽」，是治療退化性關節炎的指示用藥，同樣屬於葡萄糖胺類的關節保健食品，還有阿鈣、骨樂沙敏等多項產品。

市售的關節保健食品，通常是「葡萄糖胺」搭配「軟骨素」，不過，現在組合愈來愈多，有「葡萄糖胺」搭配「膠原蛋白」或「玻尿酸」，及近來逐漸成為新寵的「葡萄糖胺」添加「軟骨素」、「MSM（學名是甲基硫醯甲烷）」成分的保健食品。

但柯明道提醒，MSM雖然在美國是普遍的保健食品，衛生署鑑於廠商尚未提出安全性報告，目前已公告暫不允許添加在食品中。

台北市立聯合醫院忠孝院區骨科主治醫師蕭國川補充，健康食品與藥品最大的差別在於，當症狀發生時，健康食品沒有療效或療效不被承認，因此有些醫生不開維骨力給病人吃。

保健食品提早吃
不見得能提早預防

有些醫生在臨床經驗中，發現維骨力對約1/3的早期關節炎病患有效，不過，追蹤這些病患的X光片，並沒有發現任何改善現象。蕭國川解釋，這是因為關節內軟骨的成分主要有二，一種是糖蛋白，另一種是纖維蛋白，糖蛋白就是葡萄糖胺，也是維骨力的主要成分，它是軟骨中新陳代謝的中間產物，主要功能在吸收水分，讓軟骨含水量較多。所以，補充葡萄糖胺多一點，會讓新陳代謝的功能好一點，活化關節中的軟骨。

不過，如果關節中的軟骨已磨損、破損，補充葡萄糖胺是否具有修補功能實在無法確知；因而蕭國川表示，「吃維骨力，沒有壞處，卻無法期待它具有療效，只能視為一種保養關節的產品。」

柯明道也提醒，對保健食品不應有錯誤的期待，以葡萄糖胺類來說，雖然可緩解退化性關節炎的疼痛、增進關節潤滑功能，卻不能使退化的關節恢復年輕，也無助於骨質疏鬆者；此外，食品中所含的劑量本來就較低，不能宣稱有療效，所以，實際效果或許比安慰效果來的小。

不少民眾把「預防勝於治療」的觀念投射在保健食品中，步入中年就積極補充相關產品，振興醫院營養治療師鍾子雯認為，提前吃保健食品預防退化性關節炎的想法，醫學上無法證實，能肯定的是，在退化性關節炎發生早期，吃維骨力可緩解關節疼痛發炎症狀，但在症狀沒發生前，吃再多保健食品也無法評估它的效果，因此，不能把保健食品當成預防針或主要治療品。

鍾子雯指出，市面上保固關節的保健食品，品牌多、劑型也不盡相同，較安全的使用方式是先詢問醫療專業人員，依個人當下情況，適當攝取，若自行使用，則不要超過外包裝上的建議量。

痛風性、類風濕性關節炎吃維骨力無效

痛風性、類風濕性關節炎患者，致病機轉不在於體內缺乏某種成分，較缺乏透過外加補充來改善症狀的產品，使用維骨力等葡萄糖胺類產品，恐無法達到其效果。

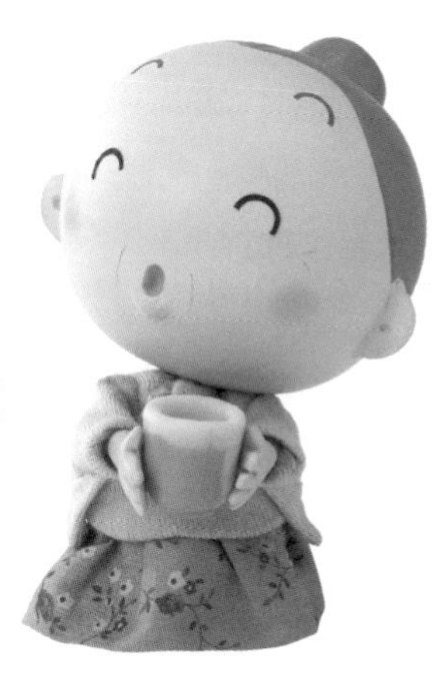

台北醫學大學附設醫院營養師鄭佾琪建議「痛風性關節炎」患者，緩解疼痛的重點在於「補充足夠水分，每天需喝3公升的水」；飲食上，不要吃含高普林的食物與喝酒；體重上，則須慢慢減重，維持1個月減1～2公斤的速度。至於其他保健食品，她認為沒有實際幫助，不建議患者使用。

至於「類風濕性關節炎」，鄭佾琪表示，這與自體免疫反應有關，導致基礎代謝率提升、對蛋白質的需求高，有研究發現，多吃富含Omega-3脂肪酸的食物，如沙丁魚、鮪魚、大比目魚、鯖魚和鮭魚這類深海魚，或服用魚油，也許能減輕發炎反應，改善早晨關節僵硬和疼痛的症狀。

（採訪整理／張雅雯）

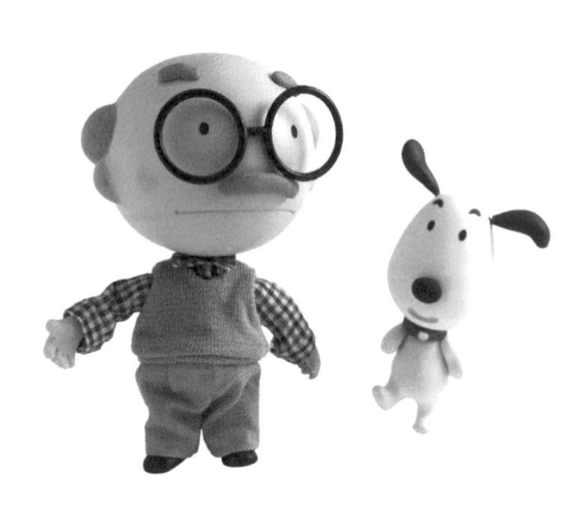

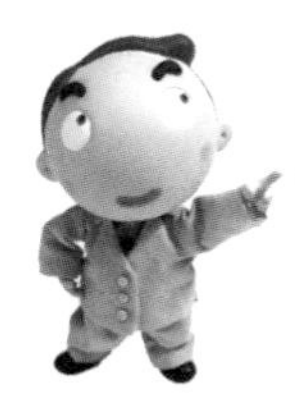

3-3 完美「鈣」念，從揭露迷思開始

從「台灣人骨質年齡調查」發現，高達71%的成人很少警覺、甚至不關心骨骼的健康資訊，且有51.4%的受訪者不知道骨質疏鬆症會導致生命危險；而在25～39歲的女性受訪者中，近70%的比例每天運動量不到半小時，也不喝或少喝乳品，卻每天喝一杯以上的咖啡、茶或酒等。飲食習慣不佳，使成人成為骨質老化的潛在高危險群。

事實上，鈣質在人體中扮演很重要的角色。攝取的鈣質進入身體後，99%會累積在骨骼和牙齒裡，因此，有足夠的鈣質才能支撐整個身體結構；其他1%則分散到全身各處，影響神經傳導、肌肉收縮、血液凝固、心跳控制、調節血壓、荷爾蒙作用等生理反應。所以攝取足夠的鈣質對人體而言「鈣重要」！攝取鈣質從哪裡下手最好？答案是牛奶！

但不少人因「牛奶迷思」，或喝牛奶會拉肚子，而對牛奶有所誤解，甚至「敬謝不敏」。為了讓大家對牛奶有正確認識，以下特別訪問醫師、營養師，針對迷思一一釐清，還牛奶一個清白、幫助民眾建立良好的健康「鈣」念。

迷思一：補鈣會增加結石風險？

正解》一般人適量補充鈣質不會有此問題。

不少人擔心，補充鈣質會增加結石風險，台北市立聯合醫院仁愛院區中醫科主任陳朝宗解釋，結石不只是鈣的問題，多是攝取太多膽固醇所引起，大家不必因噎廢食。

基本上，補鈣的原則適用於所有人，消化性潰瘍病人、高血壓及糖尿病患者都可按一般原則補鈣。不過，前台北長庚醫院營養治療科營養師許美雅提醒，洗腎病人、尿道結石、腎結石等患者，需由醫師先做評估。

迷思二：喝牛奶易拉肚子，只能對牛奶忌口？

正解》錯！可從少量牛奶開始喝起，幫助腸胃適應。

不少人只要一喝牛奶就容易腹瀉，久而久之連一口牛奶也不敢碰。本身也有乳糖不耐症的台大醫院小兒部教授張美惠指出，喝牛奶會拉肚子，主要是牛奶含有乳糖，有些人缺乏分解乳糖的酵素，才會腹瀉。

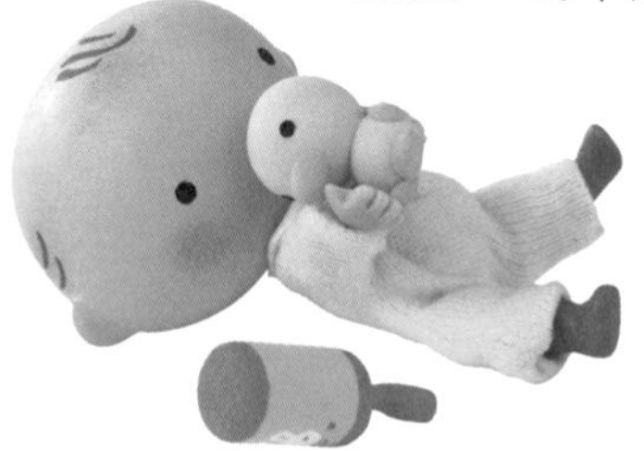

她建議，不需因此對牛奶「敬而遠之」，可用「逐步漸進」的方式，改善腹瀉情況，例如：喝牛奶時改用「一口接一口」的慢飲方式，代替一飲而盡，或從少量牛奶開始喝起，每天增加一點，慢慢增加至一杯的分量，藉此幫助腸胃漸漸適應，降低腹瀉發生情況。此外，坊間也有販售低乳糖的牛奶或奶粉，民眾可視其需求而購買。

萬一，腹瀉情形嚴重，不妨改喝優酪乳，比起牛奶，優酪乳的乳糖較易被胃酸分解，有助改善乳糖不耐狀況，像張美惠也是每天固定飲用優酪乳來補充鈣質。

迷思三：高鈣牛奶比一般牛奶好？

正解》錯！

近年來，市面上推出不少「高鈣牛奶」、「高鈣奶粉」，讓消費者趨之若鶩。但高鈣牛奶真的比一般牛奶好嗎？新光醫院營養課股長林世忠認為，牛奶之所以被視為鈣質最佳來源，是因其中的鈣與磷，呈現鈣質最易吸收的比例。一旦在牛奶中加入過多鈣質，反而易導致鈣、磷比例不平衡。所以，高鈣牛奶並非一定「鈣高一籌」，人體也不見得能照單全收。

他提醒，正所謂「過猶不及」，任何營養素的攝取都應秉持「適當均衡」的原則，才是正確的保健之道。

迷思四：鮮奶比保久乳、奶粉營養？

正解》錯！

很多人總認為，比起保久乳或奶粉，喝鮮奶更營養。事實上，保久乳、奶粉的鈣質與蛋白質等含量，不遜色於鮮奶。換言之，三者的營養含量是「平分秋色」。

耕莘醫院營養組組長官小燕表示，與鮮奶相比，保久乳多了一道高溫殺菌手續，延長保存期限，高溫過程中雖會破壞維生素C，卻無損其他營養素。更何況維生素C富含於許多蔬果中，牛奶非主要來源，只要多吃蔬果，喝保久乳一樣能補充營養。

迷思五：奶油、奶精等「奶」製品是鈣質良好來源？

正解》錯！

林世忠解釋，不少民眾以為只要多攝取有「奶」字的食品，就可補充鈣質，甚至將奶精與牛奶畫上等號，喝咖啡猛加奶精來補充鈣質，事實並不盡然。從數字來看，每100CC的動物性奶油，鈣質含量約23毫克、植物性奶油約

3毫克、奶茶約11毫克、奶精則只有1毫克，與100%的牛奶相比，含鈣量均很少。由此可見，「有奶不代表就有鈣」。林世忠強調，想要補充良好鈣質，根本之道還是從多喝100%的牛奶開始。

迷思六：早上喝牛奶易使人昏睡？

正解》錯！

官小燕指出，這只是網路傳言。事實上，牛奶營養豐富，睡前喝一杯溫牛奶有助於一夜好眠，不代表早上喝牛奶就會讓人昏昏欲睡。從另一個角度來看，早餐是一天當中最重要的一餐，營養更要顧好。若不吃早餐就空腹去上班、上課，才真的容易讓人精神不濟。因此，一般人還是可以放心地在早晨喝牛奶，幫助自己補充良好營養。

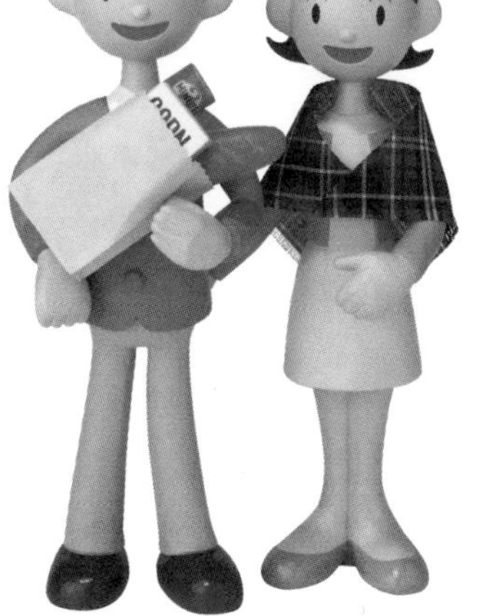

迷思七：把牛奶當水喝，喝愈多愈能補充鈣質？

正解》錯！

常有人問營養師是不是可以把牛

奶當水喝，只要喝愈多，愈能補充鈣質？對此，林世忠建議「適可而止」，因牛奶喝得愈多，雖然鈣質補充愈多，無形中也喝下大量蛋白質，而過量蛋白質易造成腎臟負擔。衛生署調查顯示，各年齡層一天由食物或補充劑當中攝取鈣質的總量上限為2000～2500毫克，補充過多鈣質可能導致營養失衡。

奶類不是唯一
均衡也要多元攝取

官小燕則提醒，雖然牛奶是鈣質的「良好來源」，卻不是「唯一來源」，其他像是豆腐、小魚乾、蝦米、紫菜、深綠色蔬菜等食品，亦含有豐富鈣質，民眾應多元攝取，才能讓營養攝取更均衡。她也建議不喜歡喝牛奶的人，可以透過優酪乳、乳酪、起司等其他乳製品來補充鈣質。

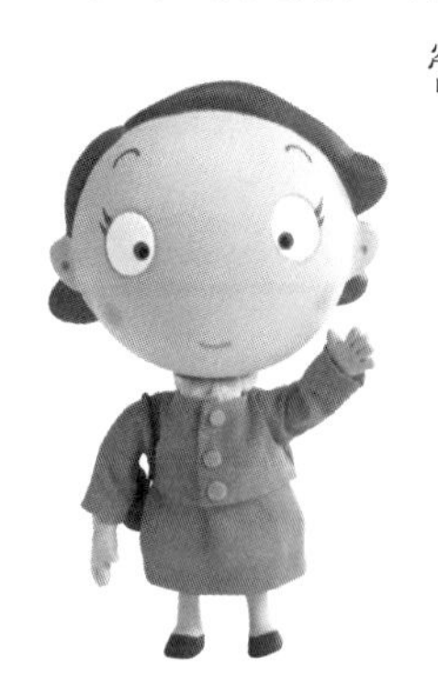

（採訪整理／張文華）

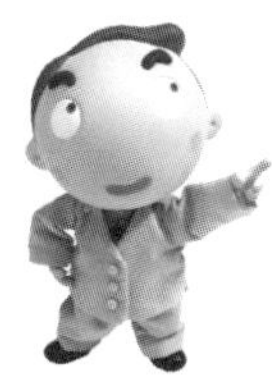

3-4 吸骨髓補鈣？老人與小孩不宜

時下流行吃羊肉爐時，把吸管插進羊大骨，直接吸出骨髓，好像吸收到很多鈣質。台北長庚醫院營養治療科營養師許美雅提醒，若不小心吸到小碎骨，對老人和小孩來說比較危險，所以，不建議這兩個族群直接用吸管吸骨髓。

若想補強筋骨，台北市立聯合醫院中醫院區主治醫師兼主任陳朝宗表示，中醫會針對個別狀況以「通用方」加減藥材，來開立處方。「通用方」的成分為補腎補血藥，加上強壯筋骨藥，藥性溫和，較不限定對象，若孩子沒喝完，大人也能喝。

不過，若是針對特定體質調製的處方，其他人則不宜如法炮製。舉例來說，補骨藥並不可口，所以給小孩的處方，不能放太多，若小孩腸胃較為虛弱，則會多加健脾的藥；其次，老年人的腸胃不好、骨頭的膠質也較少，除了健脾的藥，可再加入膠質補足；而婦女有月經問題，需增加補血的藥；若是氣虛的人，則多放補氣的藥。總之，在補骨的同時，也會兼顧脾胃和腎氣的調理。

（採訪整理／林淑蓉）

Chaprter 4
運動篇

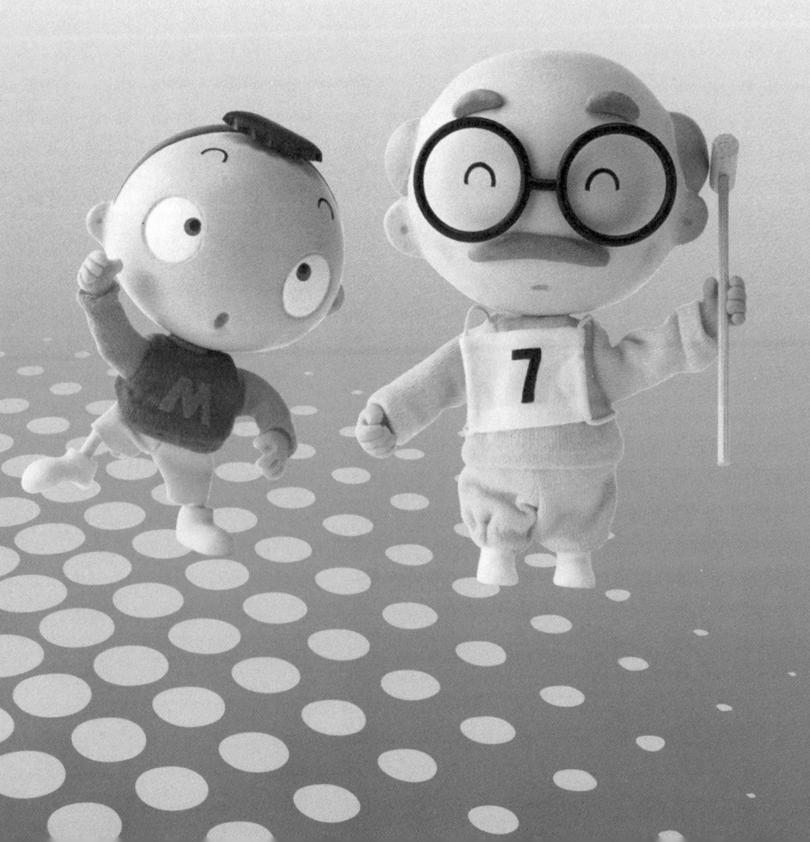

骨頭僵硬，怎麼動起來

患有關節炎的人，常有錯誤觀念：

動了會痛，索性不動！

哪些簡單的小運動能增強肌力，讓關節少痛一點、快活一點，本篇一次報乎你知！

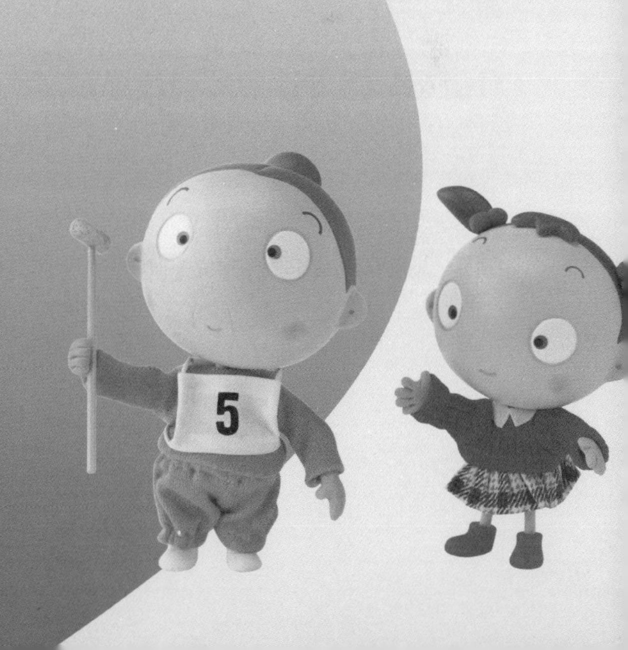

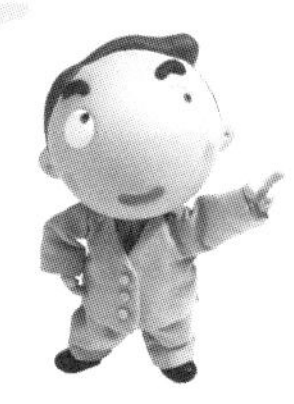

4-1
7大運動，關節炎患者自由選！

有關節炎的人通常不愛運動，擔心運動會造成關節負荷，對此，專家極力澄清，提醒人活著就要動，只要做對運動，不僅不會造成關節負擔，還能提升關節與肌肉的功能。

中華民國物理治療學會理事長暨國泰醫院物理治療組組長簡文仁也表示，運動可美化四體：控制體重、增進體能、修飾體態、改善體質，利用溫和的有氧、伸展運動，能減輕關節負擔，增進關節靈活度，讓四肢肌肉更有力，也有滋養關節的功效。

什麼樣的運動適合關節炎患者？

台北榮民總醫院骨科部運動醫學科主任馬筱笠認為，除非關節退化得很嚴重，如：關節炎急性發作或膝蓋不舒服，才減少或避免高衝擊性、負重運動，否則並非不能運動，只要「少做、少動、少走」即可。運動能訓練肌力，原則上只要是非負重、低衝擊性、不增加關節負荷的運動皆宜。

針對一般關節炎患者，馬筱笠和簡文仁推薦以下7項適合的活動：

1.水中運動

除了游泳外，水中漫步是相當好的運動，國外常見肥胖者、關節炎病人在水中練習走路，利用水的浮力，減輕關節負荷，同時，藉由水的阻力，達到肌肉運動效果，活動性質溫和安全，既鍛鍊身體又保護關節。

2.騎自行車

屬於非負重的關節運動，且多數體重落在臀部，膝蓋受力較少，對關節來說相當安全。馬筱笠和簡文仁皆提及，「訓練關節周圍肌肉」被證實是對關節炎最好、最有效的保健方式。抬腿踩健身車時，可訓練股四頭肌、腿後肌力量，減少關節負擔。這些訓練是必要且相當有幫助的。

3.散步

屬於和緩輕鬆的健身運動，既不增加膝關節的負重能力，又能鍛鍊膝關節四周的肌肉和韌帶，活動筋骨、強健腿足、促進血液循環。

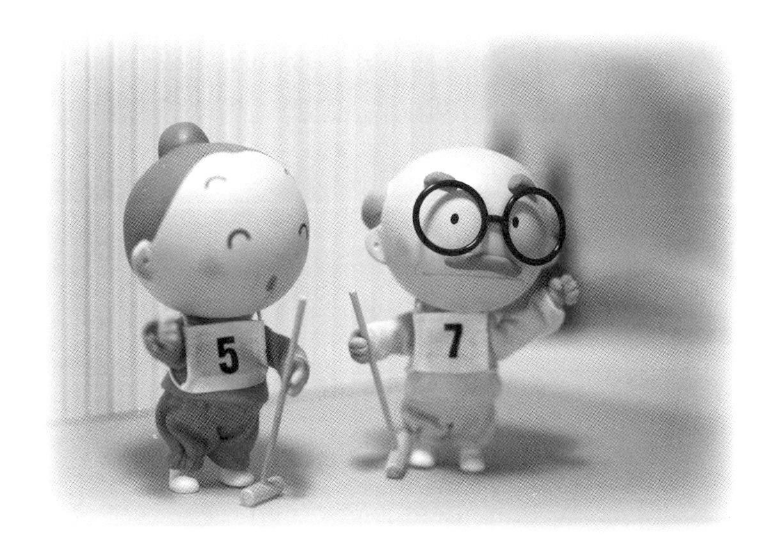

4.簡單球類運動

適合老年人鍛鍊的球類運動包括：槌球、網球、桌球和高爾夫球等，可增強四肢、腰部、背部和胸部肌肉的力量，提高身體的耐受力。

5.跳舞

跳舞是一種全身性的運動，如土風舞、元極舞，可增加關節的靈活性，使關節、肌肉強壯，步態穩健有力。

6.打太極拳

除了增進下肢肌力外，有助於保持和改善關節的功能，及肢體的柔軟度，經常練習太極拳可改善關節炎症狀，增加關節的靈活性。

7.走緩坡爬山

爬山的過程中，首先要考慮坡度，緩坡適合中老年人，宜避開太陡的山路和有階梯的步道，這對膝關節的衝擊大，易造成膝關節損傷。

（採訪整理／李碧姿）

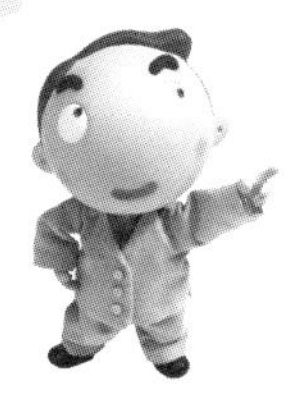

4-2 想用游泳保養關節 哪些人要當心？

關節炎是一種不可逆的疾病，無法靠單一的方法完全醫治，振興醫院復健醫學部物理治療師陳子敬提醒，要學習和疾病和平相處，靠運動保養來維持關節功能。而運動時尤其要注意「量力而為，不要不服輸」。

舉例而言，大部分的關節炎患者都適合用游泳來保養關節，但患有僵直性脊椎炎，或頸關節受侵蝕的類風濕性關節炎患者，卻可能不適合。因換氣動作需要持續把頭抬出水面，頻繁地運動頸關節，對頸關節脆弱的人，反而是一種傷害。

新光醫院復健科主任謝霖芬則建議，僵直性脊椎炎患者或頸關節脆弱的人，可戴上浮潛用的呼吸器來游泳，就不需頻頻抬頭換氣。儘管在泳池中，可能遭人投以異樣眼光，不過，此舉在國外很稀疏平常，患者不妨拋開外在眼光，為健康大膽嘗試。

每個人的體質和關節炎的狀況皆不同，承受的運動量和強度也有所差異，想瞭解自己比較適合做哪些運動，才能讓關節達到最佳保養，陳子敬建議，可先到復健部門走一趟，由專人指導運動方式，再用心記起來，回家持續練習，成為生活中的習慣。

（採訪整理／黃又怡）

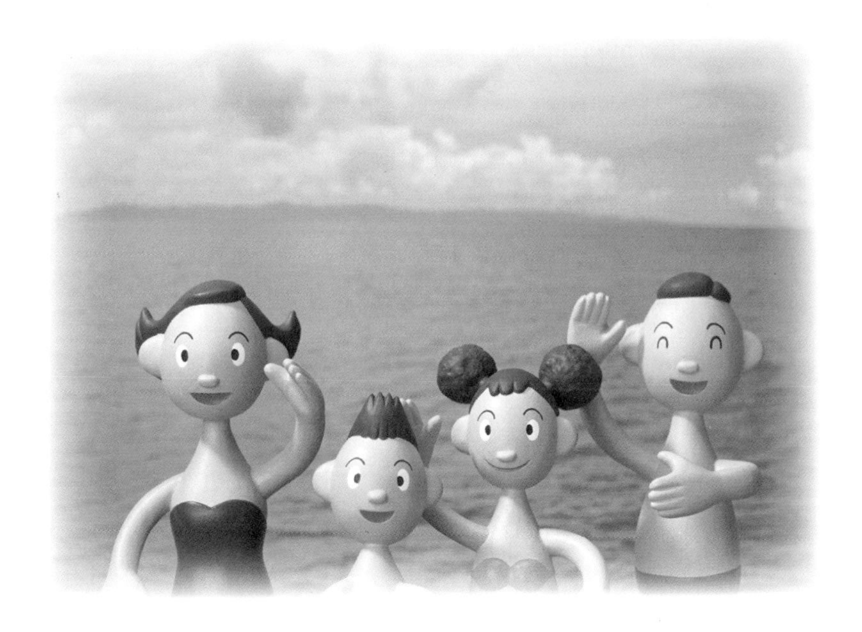

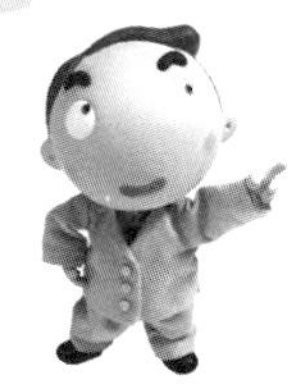

4-3 在家健身17招，喚醒關節活力！

關節炎是一種慢性疾病，為防止病變的關節繼續惡化，民眾須經常保持適量的運動，促進肌肉結實，以減輕關節壓力，維持或增加關節的活動度。

關節炎常見的疾病特徵，主要是在關節軟骨損壞、關節周邊骨質硬化或增生、關節囊或韌帶輕度發炎。而最容易受傷的部分通常是「膝關節」，因此，平日要增加膝關節的肌力與耐力，尤其是股四頭肌（大腿前側肌肉）的力量，進一步保護及強化膝關節，降低傷害。

萬芳醫院復健科主治醫師魏靚華特別設計17款簡易的居家復健運動，提供患者隨時動一動，目的在於維持身體各個關節的活動度，以加強肌肉的力量。若有部分關節活動度或肌肉的力量較弱，可酌量加強該部位的運動次數。

至於每個動作該做多久才有效？她表示，每個動作維持5秒左右，各約做5～10下，做完一組動作，務必休息數分鐘，再繼續下一組動作。此外，以「不痛」為原則，不宜過度用力或扭轉，徒增傷害。她提醒，運動不同於吃藥能立即見效，須持之以恆才能達到功效。

（採訪整理／修淑芬）

活絡肩部關節運動1

動作設計／萬芳醫院復健科主治醫師魏靚華
動作示範／萬芳醫院物理治療師黃爔淳
採訪整理／修淑芬　攝影／許文星

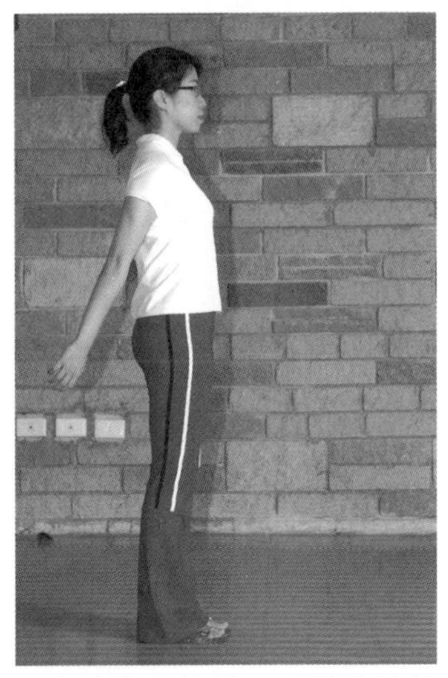

1.身體直立放鬆，手臂做時鐘鐘擺的樣子。

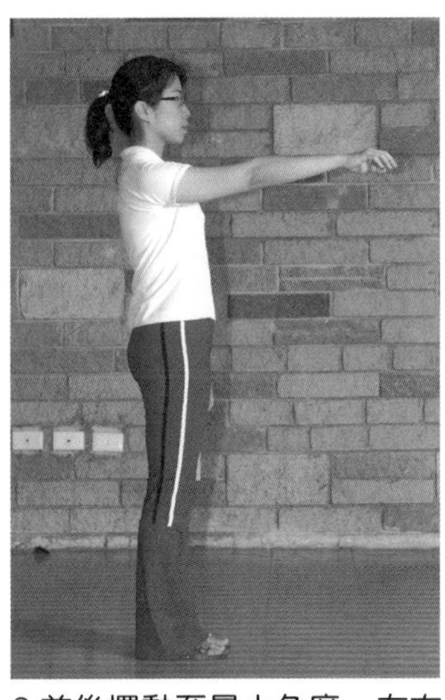

2.前後擺動至最大角度。左右手輪流，速度可自行控制。

活絡肩部關節運動2

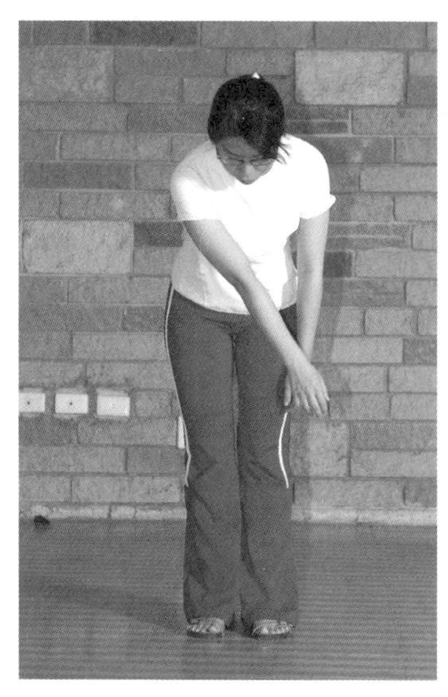

1.彎腰後，手臂做時鐘鐘擺的樣子。

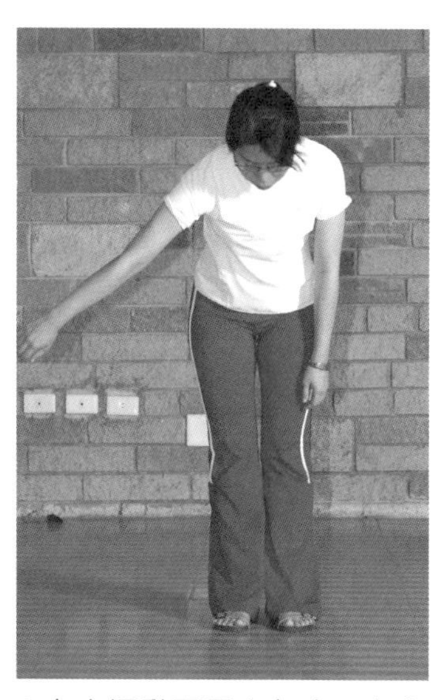

2.左右擺動至最大角度，左右手輪流，速度可自行控制。

活絡肩部關節運動3

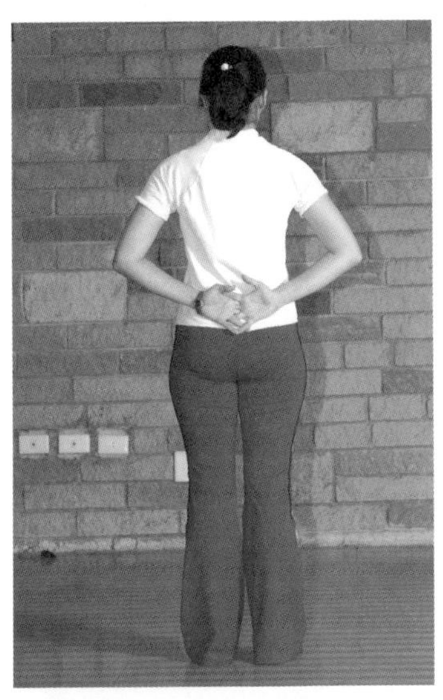

1.左右手放到背後腰部，十指交疊如圖。

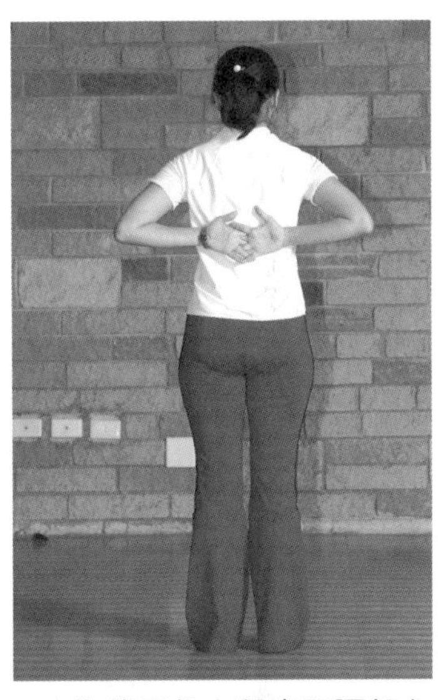

2.十指儘量往上舉高至腰部上方、近肩胛骨下緣處，再慢慢放下。約做5～10下。

強健肩頭三角肌運動

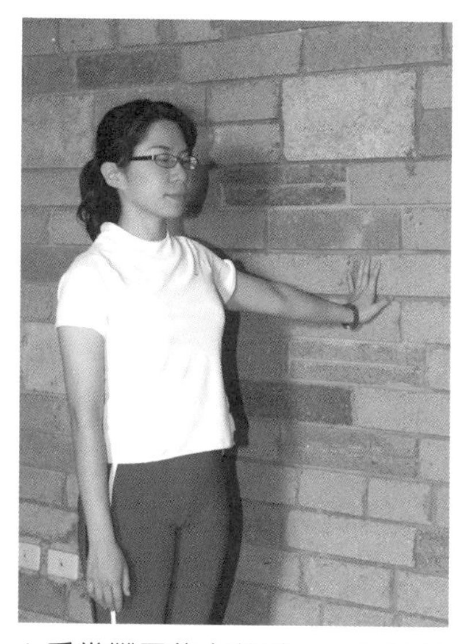

1.手掌攤平放在牆壁上，身體保持平衡。

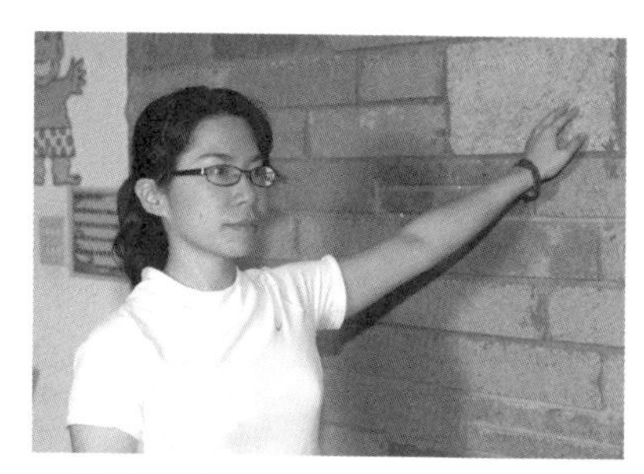

2.運用手指交替動作，慢慢往上，做爬牆運動，手臂慢慢抬起。注意肩膀勿拱起。

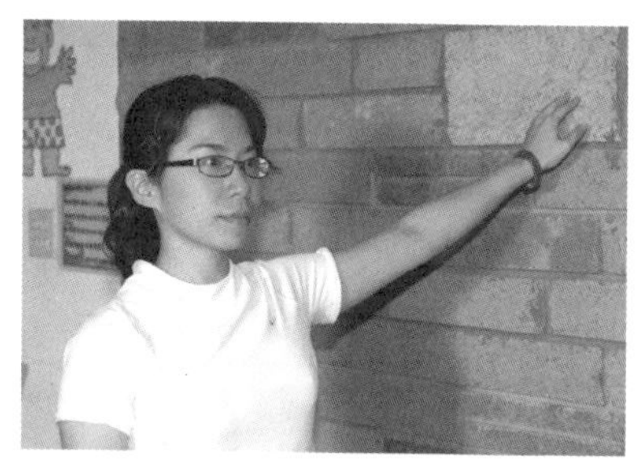

3.盡量伸展到極限，再運用手指交替動作，慢慢往下。重複練習多次，左右手交換。此在練習肩膀外展和肩頭三角肌的力量。

活絡肩關節運動

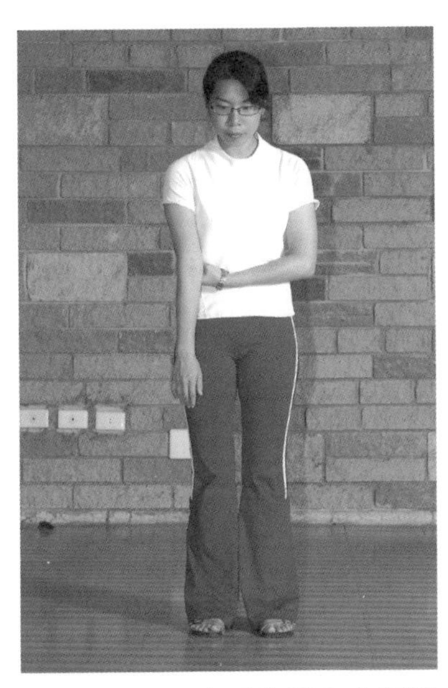

1.右手伸直，左手放置在右手關節處。

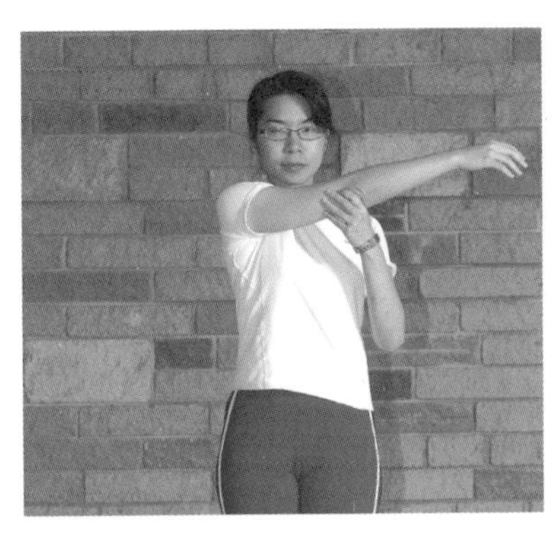

2.右手依順時針、由下往上，畫一個大圓圈，每個動作盡量伸展，注意右肩勿拱起。

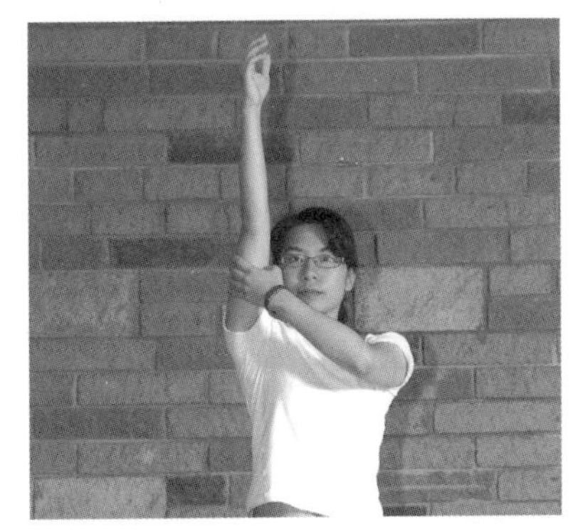

3.至最高點時，右手儘量抬高，再慢慢回到動作1，再換另一手。

強健下肢力量運動1

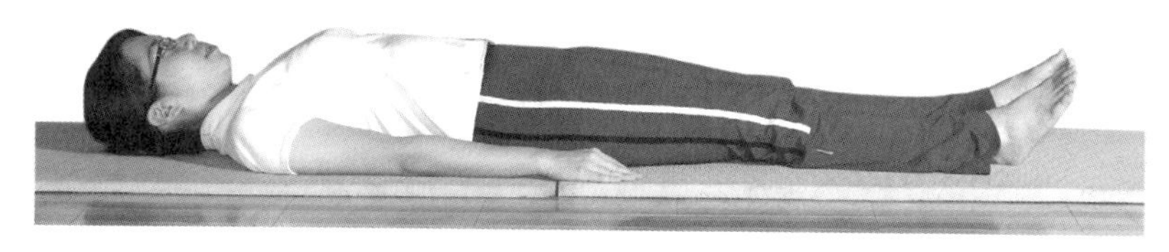

1.平躺時，深呼吸將上腹部的空氣壓出。身體放鬆、微縮下巴，兩手擺在身體兩側，掌心向下。

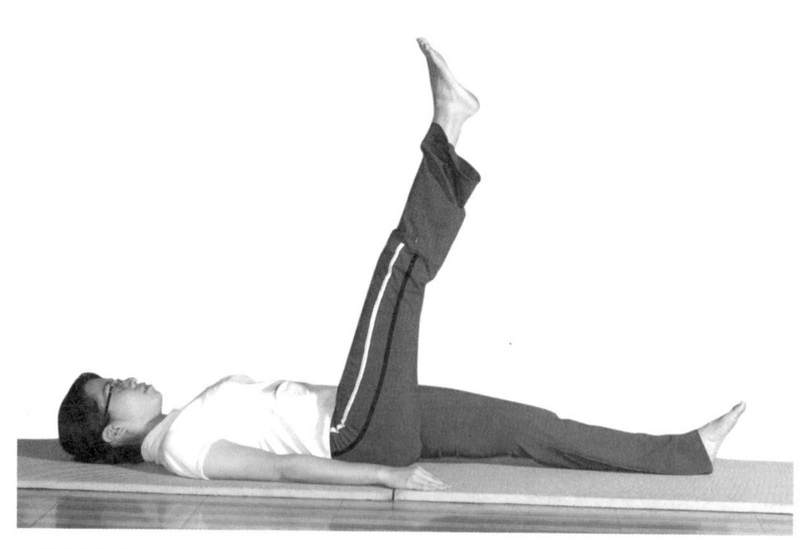

2.將腳抬起，與身體呈直角，再慢慢放下，換另一腳，左右腳輪流。

強健下肢力量運動2

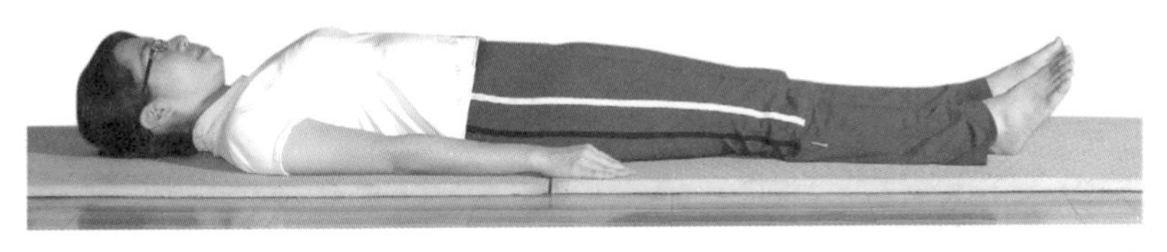

1.平躺時，深呼吸將上腹部的空氣壓出。身體放鬆、微縮下巴，兩手擺在身體兩側，掌心向下。

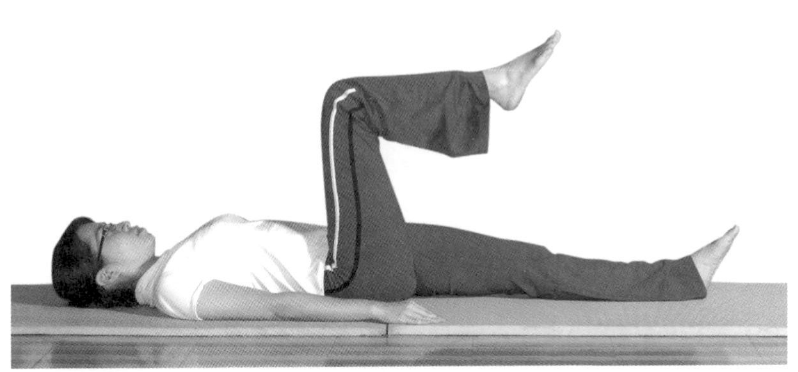

2.將大腿彎曲抬起，與身體呈直角，小腿伸直，再慢慢放下，換另一腳，左右腳輪流。

強健下肢力量運動3

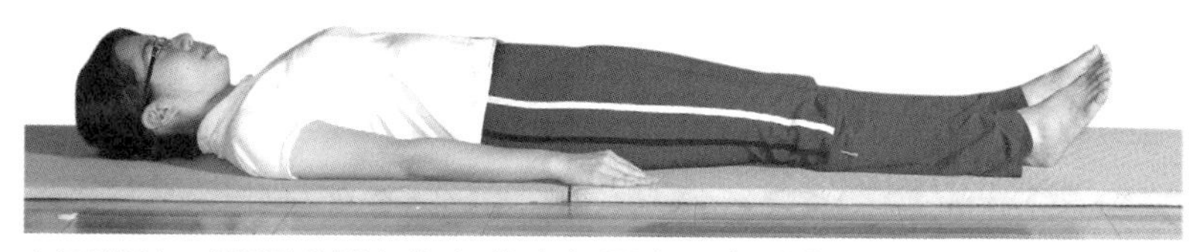

1.平躺時，深呼吸將上腹部的空氣壓出。身體放鬆、微縮下巴，兩手擺在身體兩側，掌心向下。

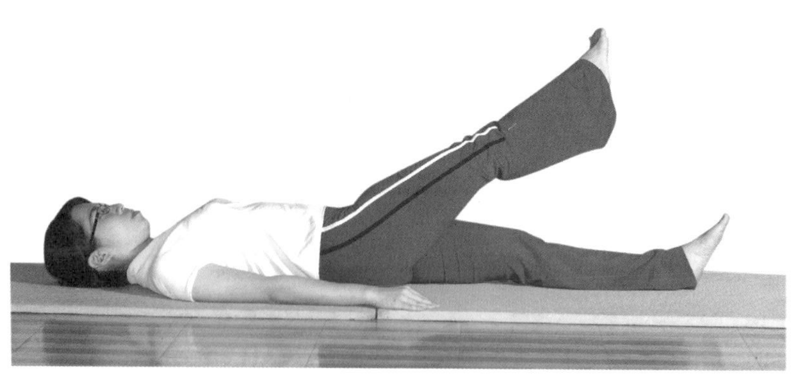

2.將腳跟抬起約30～45度，膝蓋不要彎曲，抬高的腳橫跨到另一腳上方，之後回到原位輕輕放下，再換另一腳，左右腳輪流。

強健下肢力量運動4

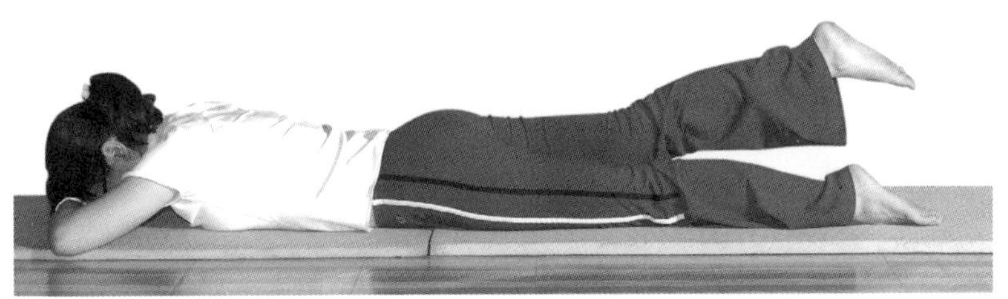

1.如圖俯臥，先將左大腿平舉，膝蓋不可彎曲，然後慢慢放下。

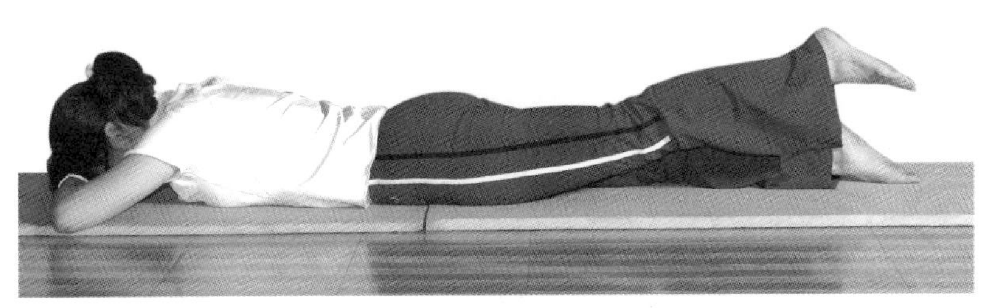

2.右腳輪流做一次，訓練下肢力量。

活絡膝關節運動1

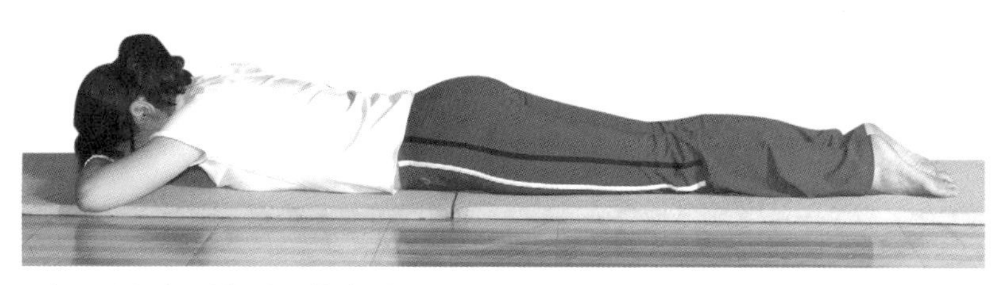

1.如圖俯臥，雙手平放支撐額頭。

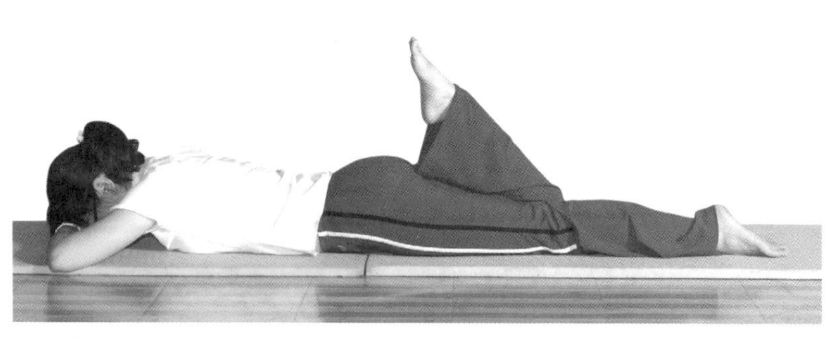

2.俯臥，彎曲小腿，盡量讓腳跟接近臀部，左右腳輪流。

活絡膝關節運動2

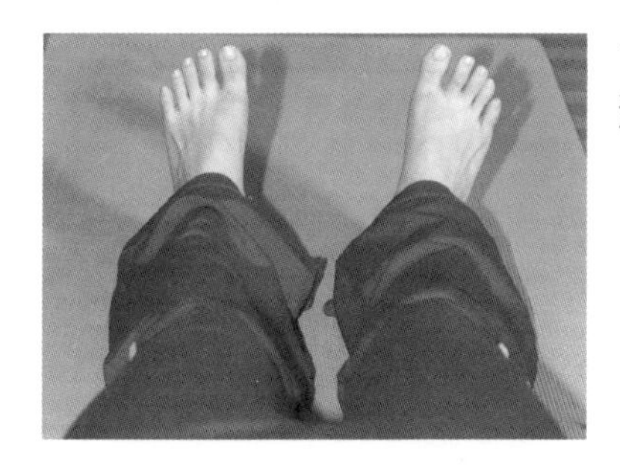

1.如圖俯臥，先將左大腿平舉，膝蓋不可彎曲，然後慢慢放下。

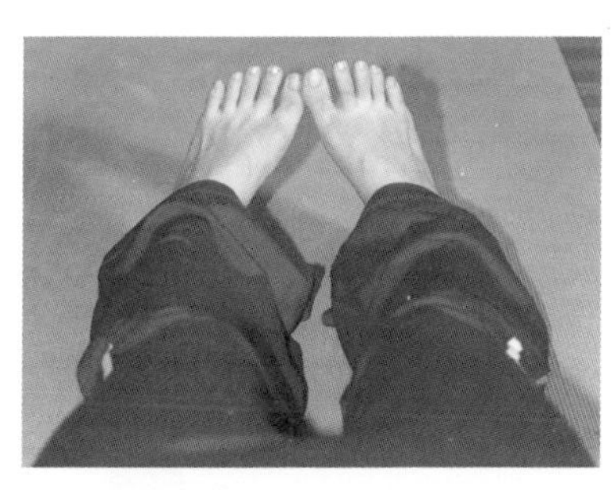

2.腳跟不動，腳掌前端向內側靠攏，至腳趾互相接觸。

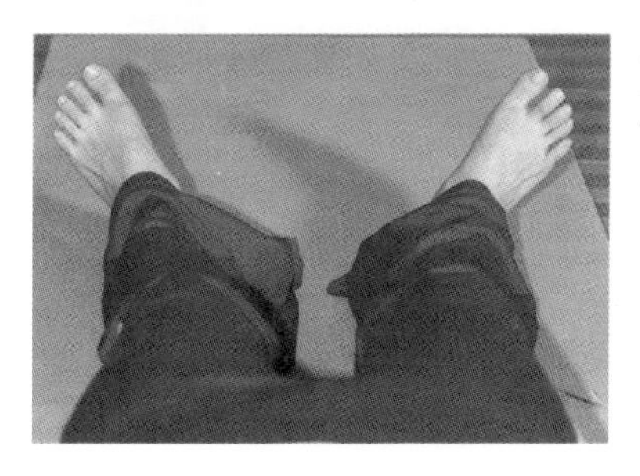

3.腳掌慢慢向外側打開，此時膝蓋放鬆朝外。

活絡腰背關節運動

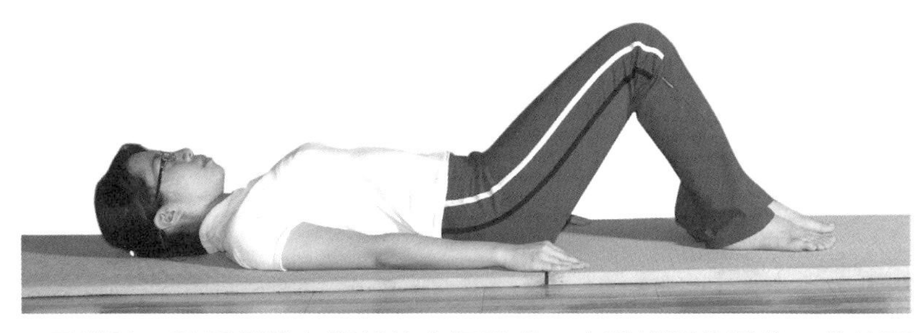

1.平躺時，深呼吸將上腹部的空氣壓出。身體躺平放鬆後，微縮下巴，兩手擺放身體兩側，掌心向下，將兩腳彎曲如圖。

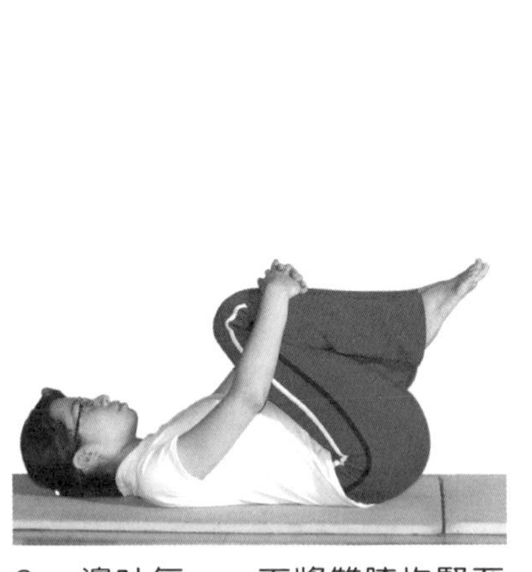

2.一邊吐氣，一面將雙膝抱緊至大腿緊壓腹部。

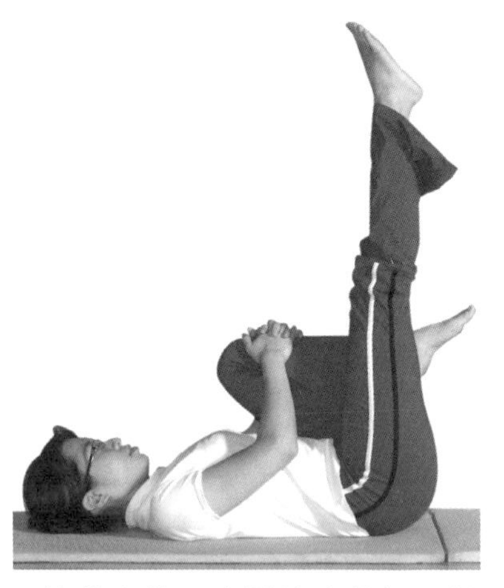

3.抱住左膝，右腳伸直抬起，保持腹部收縮。

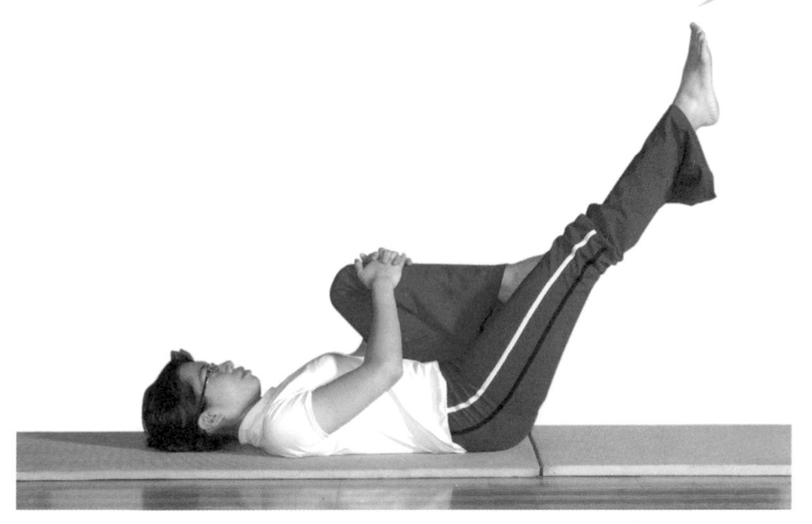

4.右腿慢慢放下，仍保持腹部收縮。注意上半身不要離開地面。

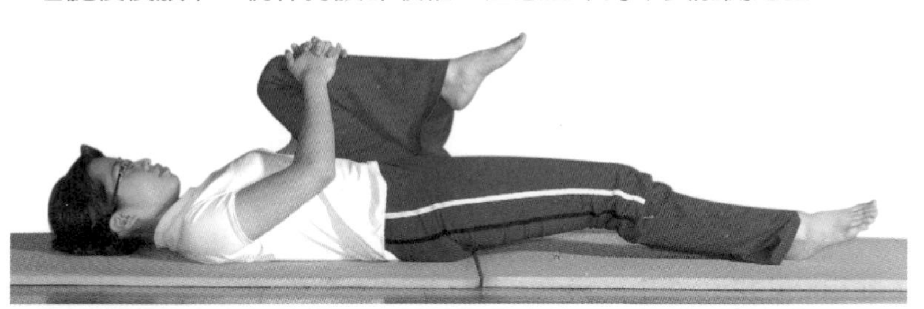

5.雙手繼續緊抱左腳膝蓋，右腳慢慢伸直放平，保持下腹部收縮。再換左腳。

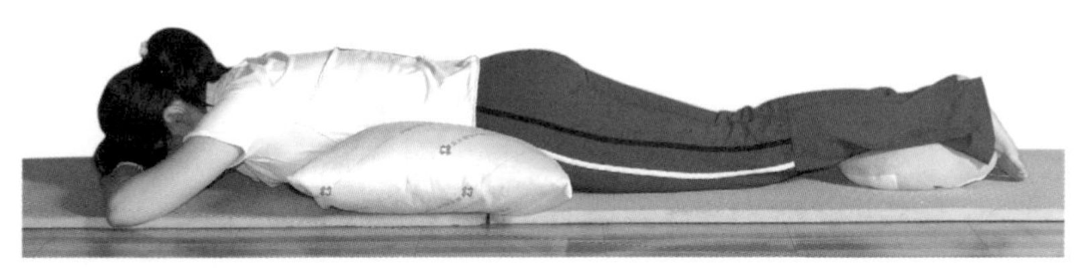

6.完成整個運動後，準備大小枕頭。如圖俯臥，大枕頭放在腹部下方，雙手交叉撐住額頭，緊縮臀部與腹部，使全身放鬆。

靈活手指關節運動1

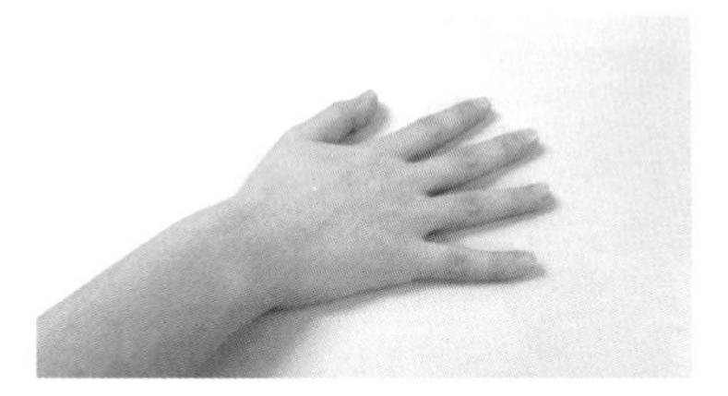

1.手掌、手臂平放於桌面上，五根手指頭盡量分開且伸直。

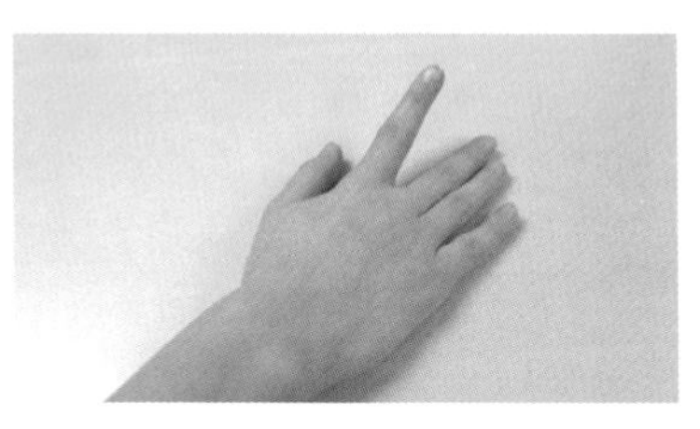

2.先將食指舉起，盡量往手背方向伸展。

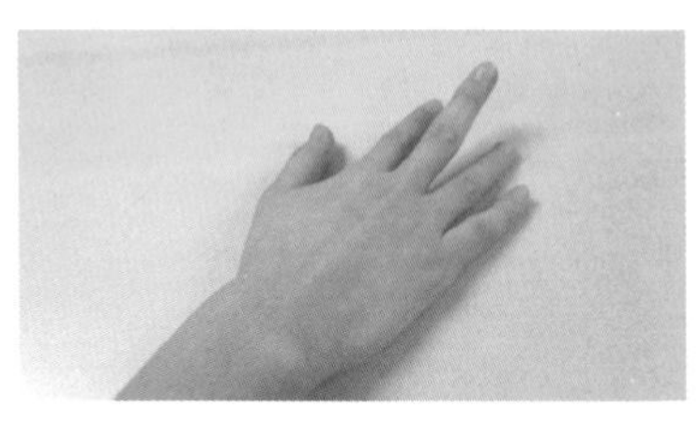

3.食指放下後，抬起中指。

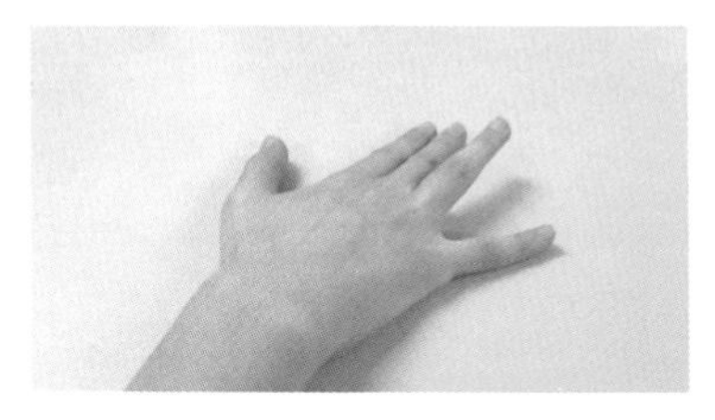

4.中指放下後，抬起無名指。

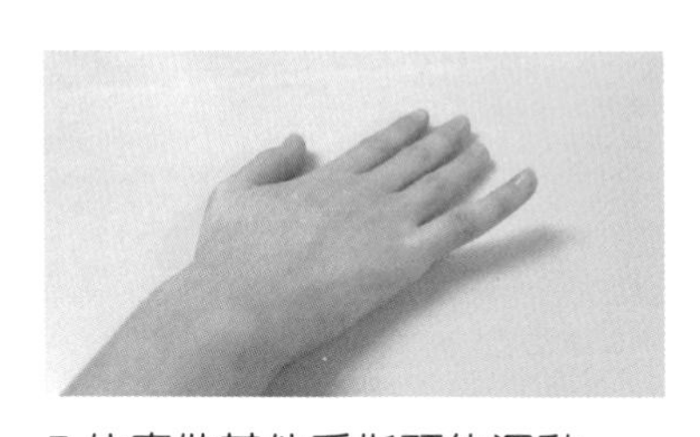

5.依序做其他手指頭的運動。

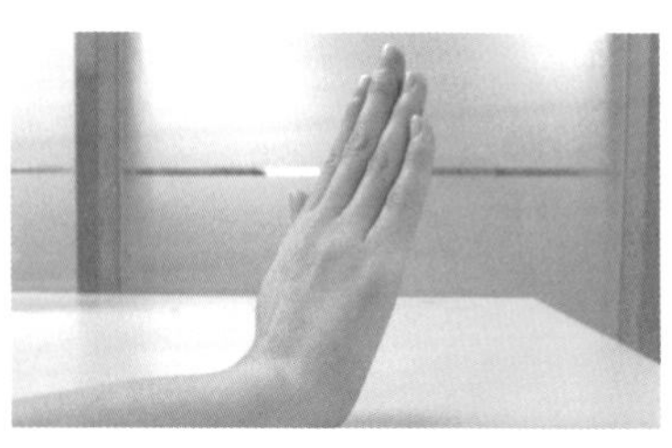

6.最後，手掌向下壓，將整個手掌舉起，手腕向上彎，盡可能舉起，手前臂仍保持平放於桌面。左右手交換做。

靈活手指關節運動2

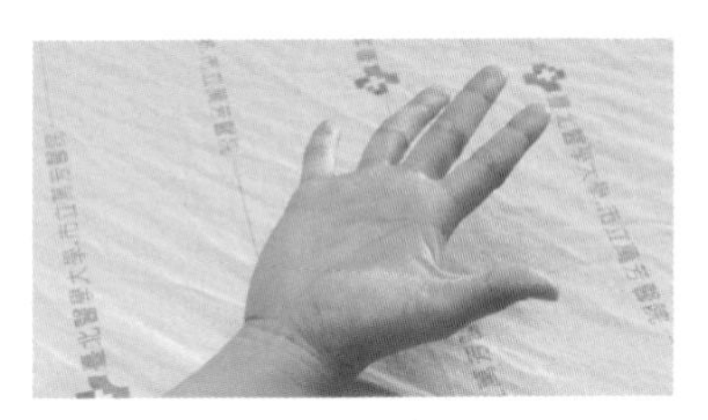

1.手指盡量分開伸直。

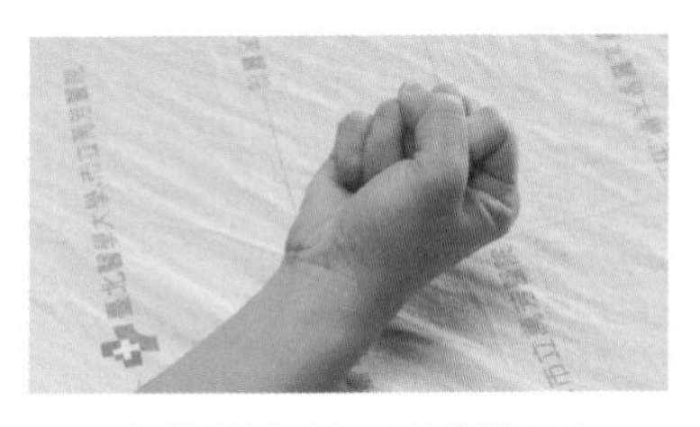

2.用力做握拳狀。重複數回。

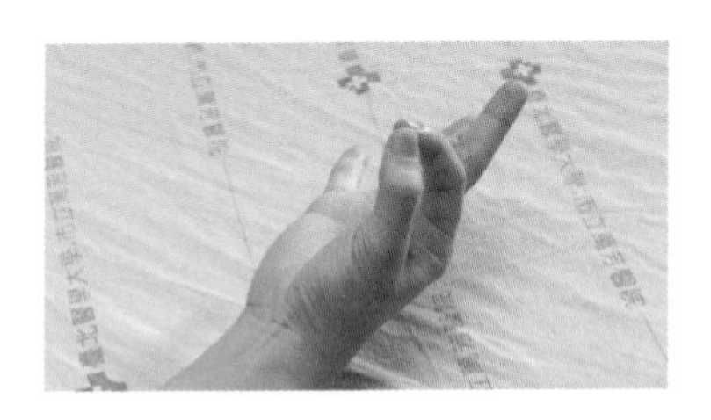

3.然後以大拇指為中心，將食指接觸拇指，做出「O」型，指頭盡量用力壓緊。

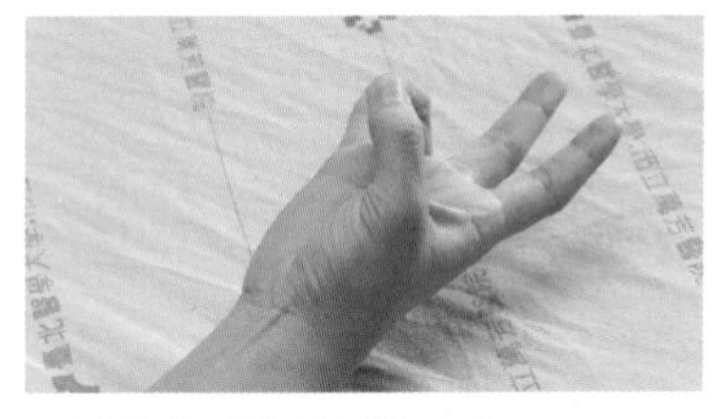

4.其他指頭輪流做一次。

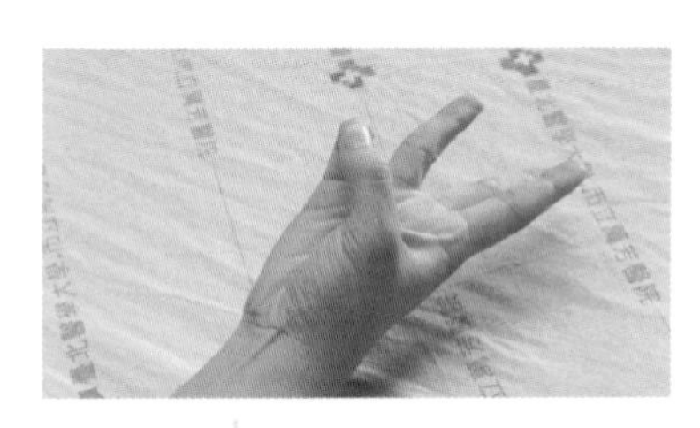

5.可重複做多次，左右手互換。

活絡腕關節運動

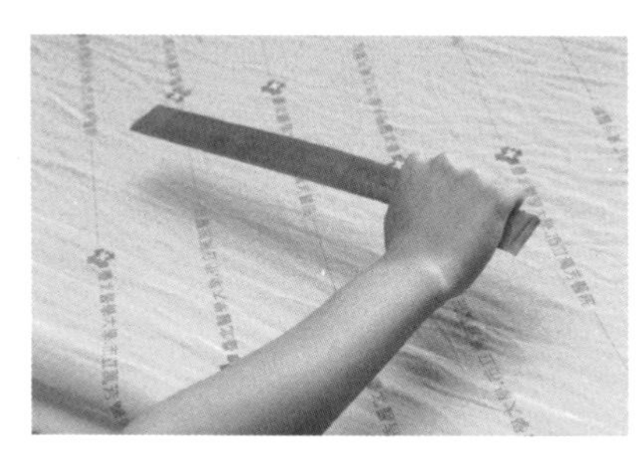

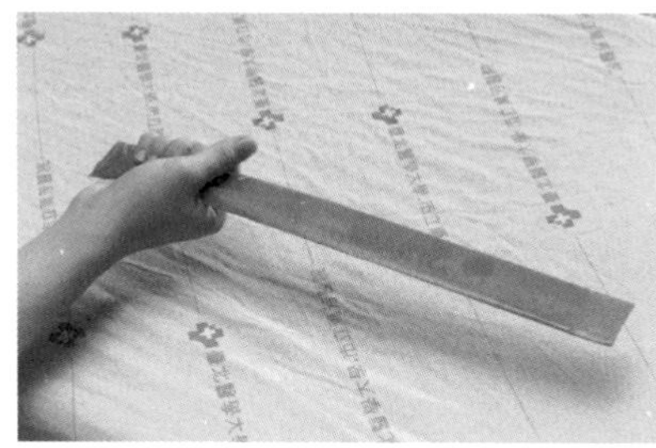

找稍微具有重量的物品，如中等重量的鐵鎚，握住物品前端，讓重物重量帶動手臂，左右旋轉。可左右手互相交換做，當熟悉這個動作後，將手移動到重物的末端來加重運動量。

註：拍攝時以長尺暫代，民眾DIY時，記得使用稍具重量的圓柱體。

活絡腳踝關節運動1

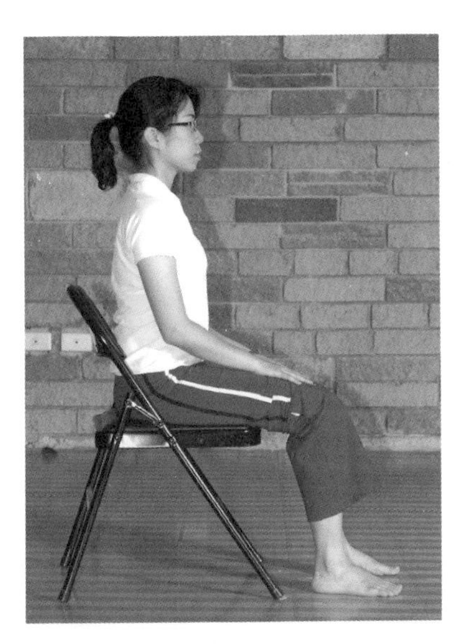

1.直坐在椅子上，上半身保持直立，兩腿微張如臀寬。腳掌平放地板上。雙手放在腿上。

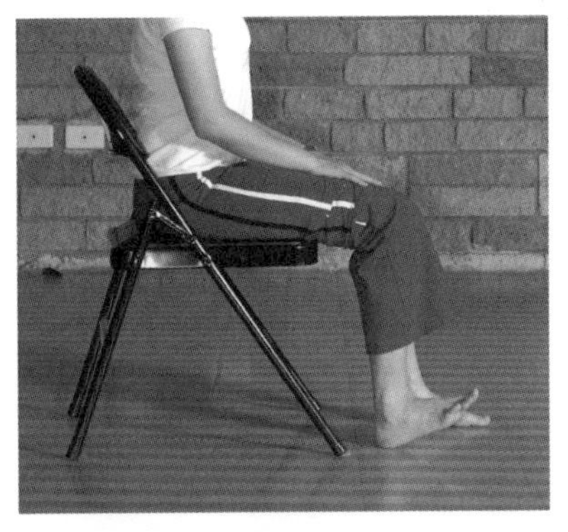

2.上半身不動，右腳尖儘量抬起，腳跟保持觸地。

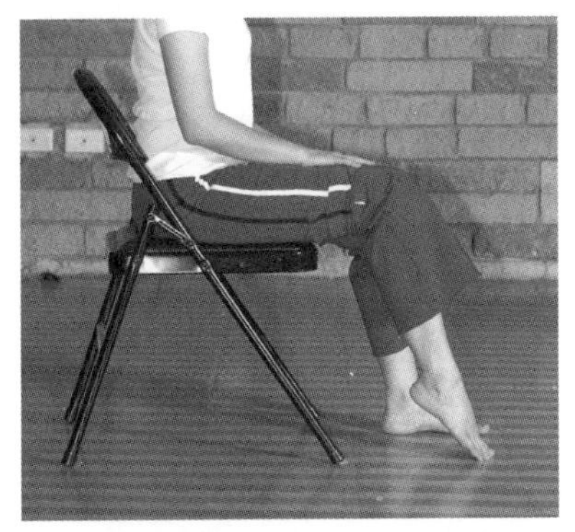

3.右腳平放回地面，再將腳跟抬起，腳尖觸地，上半身皆保持不動。左右腳交換做。

活絡腳踝關節運動2

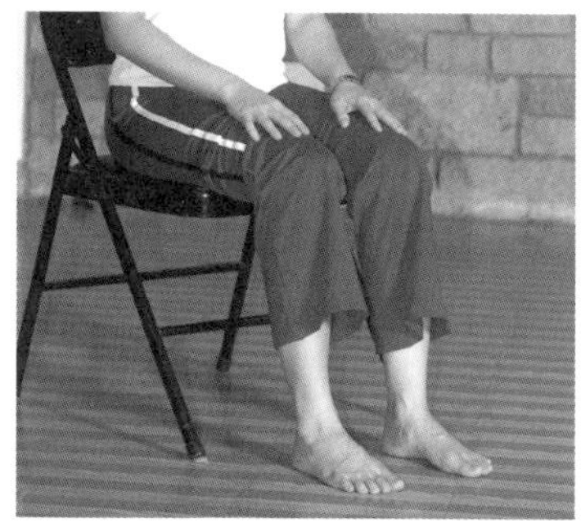

1.直坐在椅子上，上半身保持直立，兩腿微張如臀寬。腳掌平放地板上。雙手放在腿上。

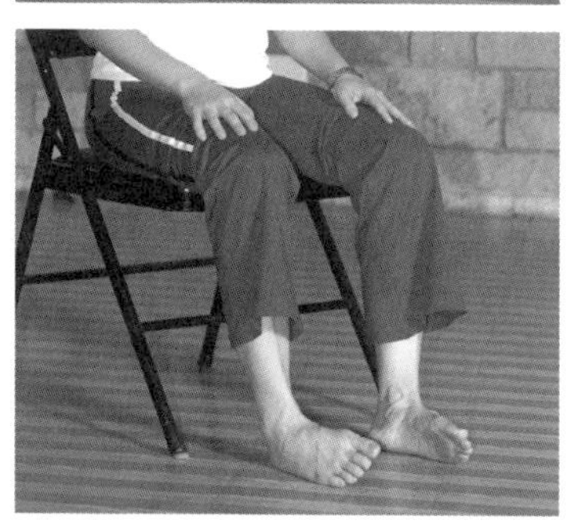

2.上半身不動，盡量將兩腳的內側腳掌往外翻轉，足心相對。

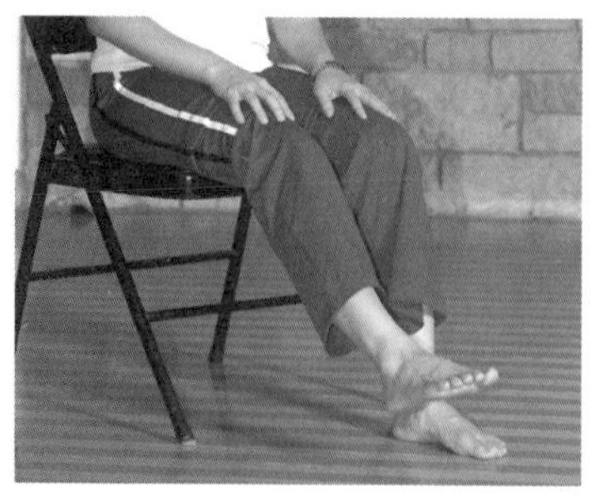

3.之後雙腳放平。抬起右腳如圖。

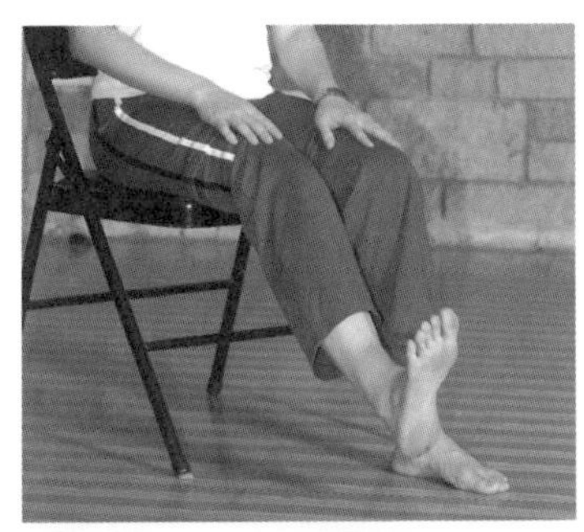

4.勾起腳背與腳趾，與小腿略呈90度。

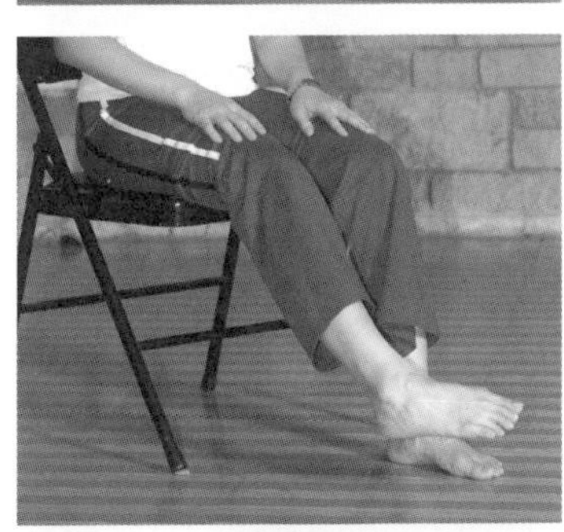

5.然後做腳踝的圓形旋轉，依順時針方向旋轉。

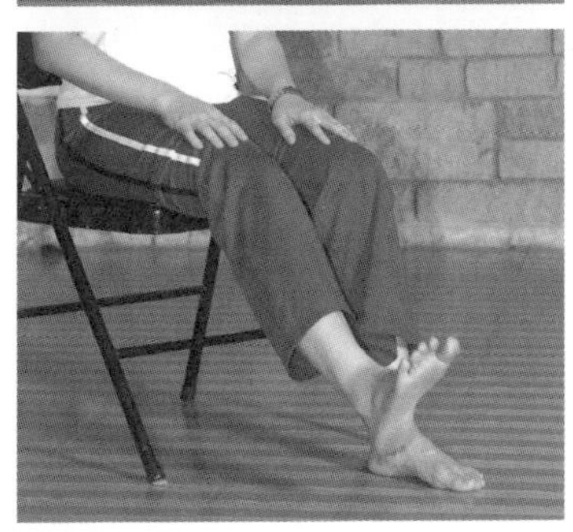

6.旋轉一圈後，腳踝回歸原位，保持與小腿略呈90度。再逆時針旋轉一圈， 左右腳交換做。

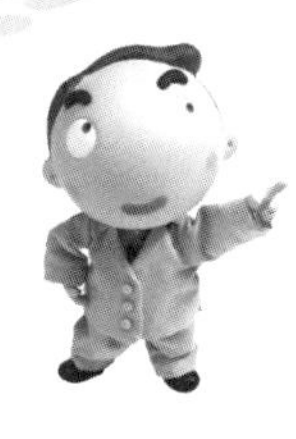

4-4
關節不受傷，運動7訣竅

關節炎患者運動時，最怕關節遭到二度傷害，究竟運動時可先做好哪些防備，才能讓關節無後顧之憂地動起來？

關節炎患者除了煩惱能不能運動以外，也擔心用力不當或運動過度，會使病情更嚴重。事實上，適當的運動可促進關節滑液的分泌、流動和吸收，加強肌肉及肌腱等支持結構，積極維護軟骨的功能，此外，還能控制體重，減少關節負擔。但要怎麼動，才能保護關節？醫師建議掌握以下7訣竅。

訣竅1
勿讓身體太疲累

台北榮民總醫院骨科部運動醫學科主任馬筱笠提及，常見的退化性、痛風性、類風濕性關節炎，本質上有些不同，退化性關節炎是因負重造成軟骨磨損；而痛風性、風濕性關節炎，則是滑液囊發炎，造成軟骨磨損。所以，後兩者發炎時，應多休息、減少非負重運動，甚至用藥物控制，改善滑液囊發炎情形。

他進一步分析，痛風性關節炎發作時，關節會腫脹、動彈不得；至於類風濕性關節炎屬自體免疫疾病，急性發炎時，不像退化性關節炎，只是單一關節疼痛，而是多發性、全身性關節發炎、疼痛。

有鑑於此，痛風性、類風濕性關節炎患者，應視病情發作的嚴重程度、侵犯關節位置，在從事運動時，彈性調整。譬如：有些關節變形了，導致手腕疼痛，無法握腳踏車手把，宜改從事更緩和的肌力訓練、水中運動等。

至於平常慢性發炎時，運動限制不多，主要以「身體不要太勞累」為原則。通常退化性關節炎患者若太勞累，休息一下即可恢復，而痛風性、類風濕性關節炎則易因身體勞累而發作。

訣竅2
關節不舒服
立即休息別硬撐！

很多患者可能會問，運動時間多長，才能達到健身與減肥效果？馬筱笠與中華民國物理治療學會理事長簡文仁一致建議，「循序漸進、量力而為」才是上策，依個人身體狀況或自己設定目標，慢慢增加運動的強度、時間及難度，注意是否在負荷之內，以不受傷為原則，譬如：一開始先散步10分鐘，身體無恙再慢慢增加到15分鐘，若散步20分鐘，關節已感到不舒服，就減慢或停下來休息，下次重新從15分鐘開始。

馬筱笠表示，心肺功能與關節周遭的肌肉力量可慢慢訓練，最令人擔心的是：病人硬撐。事實上，適當休息、適當運動方可長久，運動當中有痠痛、不適情形，就應停止。有些病人運動時，邊痛邊勉強做完，這是錯誤觀念，只要維持關節活動即可，建議活動以「不疼痛進行」為原則，小心做易使關節磨損的負重活動，以免症狀又出現。

當然，也可將1天的運動量切割成若干時段進行，譬如：30分鐘切割成早、午、晚各10分鐘。研究也顯示，運動累積量與一次的效果差不多。而簡文仁也補充，若要促進關節健康，每次要做10分鐘；若要減肥，則每次做20分鐘，至少持續3個月，且一天3次最理想、最有效果。

兩位專家皆提醒，若運動過程中出現痛的症狀，且愈動愈痛，表示關節可能有磨損、發炎狀況，此時要先停止或更換其他運動方式。至於運動後產生的痠痛，只是肌肉使用過度，屬於遲發性肌肉痠痛，過幾天就會自行恢復。

訣竅3
同一姿勢
不超過40分鐘

馬筱笠分析，關節炎的特徵是「維持固定姿勢太久後，剛開始活動的一瞬間，關節由放鬆忽然變緊，這時發炎的部位會很不舒服」，這也是為什麼關節炎病人一早起床不舒服的原因。

他和簡文仁皆強調，同一姿勢不能維持太久，如：一直蹲著修剪花木，否則易使關節囊發炎，造成軟組織沾粘，影響關節活動度。因此，至少30～40分鐘就讓關節動一動，可讓關節液充分流通，以提供關節軟骨所需的養分，同時讓關節周圍的軟組織得到適當伸展。

訣竅4
半蹲或單腳負重
能免則免

元極舞、太極拳、瑜伽等運動看來溫和，但馬筱笠提醒，得小心某些動作，像有些人打太極拳、元極舞時，膝蓋會疼痛，問題在於太多半蹲動作，因關節炎多侷限在主管蹲、跪、跑、跳上下樓的髕骨關節（俗稱的膝蓋骨），重量集中在膝蓋，關節恐無法承受。簡文仁也提及，若動作不協調、不熟練，又用力過猛，易造成運動傷害，他在臨床上就看過許多學瑜伽、國標舞的人因此受傷。

他建議，打太極拳或跳元極舞時，應避免膝蓋過度彎曲，稍伸直一些或跳過該動作，同樣地，瑜伽也有些單腳負重的動作，可用手扶著支撐物，以減輕膝蓋負擔，或運動時穿著輔具、選擇適合的運動器材與環境、透過肌肉訓練及充分暖身活動，也是遠離二度運動傷害的好方法，

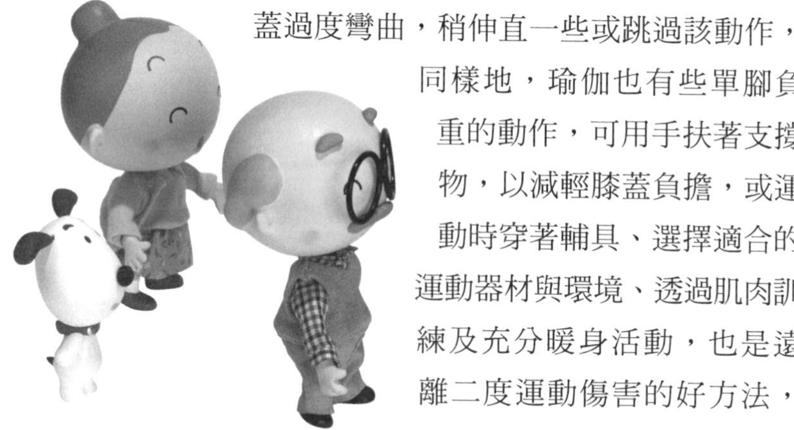

重要的是，避免執行超過體能的活動。

訣竅5
若要爬山，多走緩坡
避免持續下坡動作

爬山雖是很好的運動，膝蓋有問題的病人卻要特別謹慎。一般而言，上山、下山屬位能轉移，有些關節炎病人可爬上山，卻無法走下山，主要是下山為持續下坡動作，對膝蓋負擔更重、衝擊更大。兩位專家都認為，關節炎不是不能爬山，但依其能力，從緩坡開始，慢慢增加，下山時，改坐車或其他變通方式，因上下山可能會遇到的上下樓梯、單腳蹲跪動作，都會讓膝蓋負擔2～3倍體重的壓力。

訣竅6
視活動
找雙合適的鞋

簡文仁強調，「熱身不做、用力不當、休息不足」，是造成運動傷害的3大主因，因此，細微傷害不能不防，熱身運動要確實執行；適當強化肌力、耐力、以增加關節柔軟度；過勞的肌肉也要適當地放鬆與休息，此外，生理狀況不佳，如：發燒、無法集中注意力，就應停止運動。

除考量天候、空氣品質、場地等外在環境外，選擇寬鬆衣服、合適的鞋子更不可少，如爬山時，選抓地力強、厚底的鞋子；打球時，注意鞋子是否有足夠的彈性，以減少膝蓋承受的撞擊與壓力。

訣竅7
勿過度依賴登山杖或護膝而忽略身體不適

有人說登山時，使用兩支登山杖可減輕膝關節負擔，專家提醒，不無道理，卻不是人人適用，可能因不方便造成意外，例如：把重量放在手上，膝蓋雖得到緩解，手部卻會不舒服，手腕出力久了，也會導致肩關節不適，變成兩隻手在爬山，所以，力量的轉移不見得是最好的方式，登山杖也不是愈多愈好。

建議可用其他替代方式：如穿戴「護膝」，目的是讓關節得到休息，護膝愈硬，關節衝擊力愈低，但活動限制多；相對地，護膝愈軟，關節衝擊力愈大，保護效果較差，但活動限制少。值得一提的是，護膝不宜長期使用，易使肌肉萎縮，最好使用1～2小時即鬆開，以促進血液循環。

總之，視體能選擇運動項目，運動時注意熱身，漸進地增加運動頻率與強度，適當地使用輔具（登山杖、加長或加粗球拍）或護具（護膝、護腰等），且不過度依賴而忽略身體的感受，適時休息，就能跟運動傷害說「不」。

（採訪整理／李碧姿）

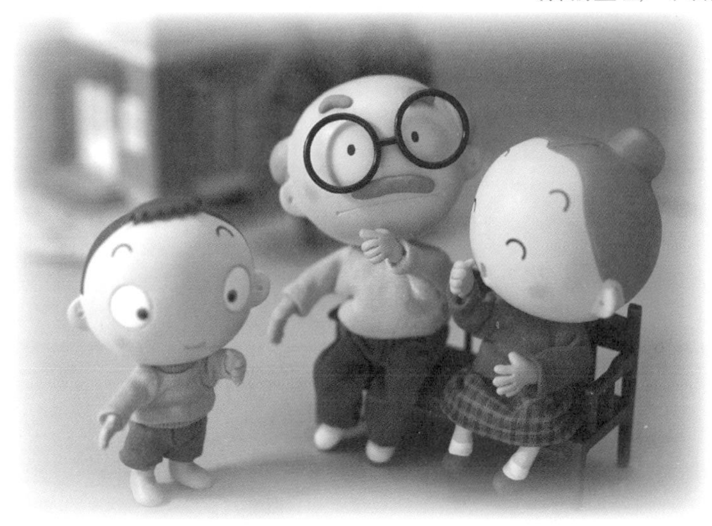

Chaprter 5
治療篇

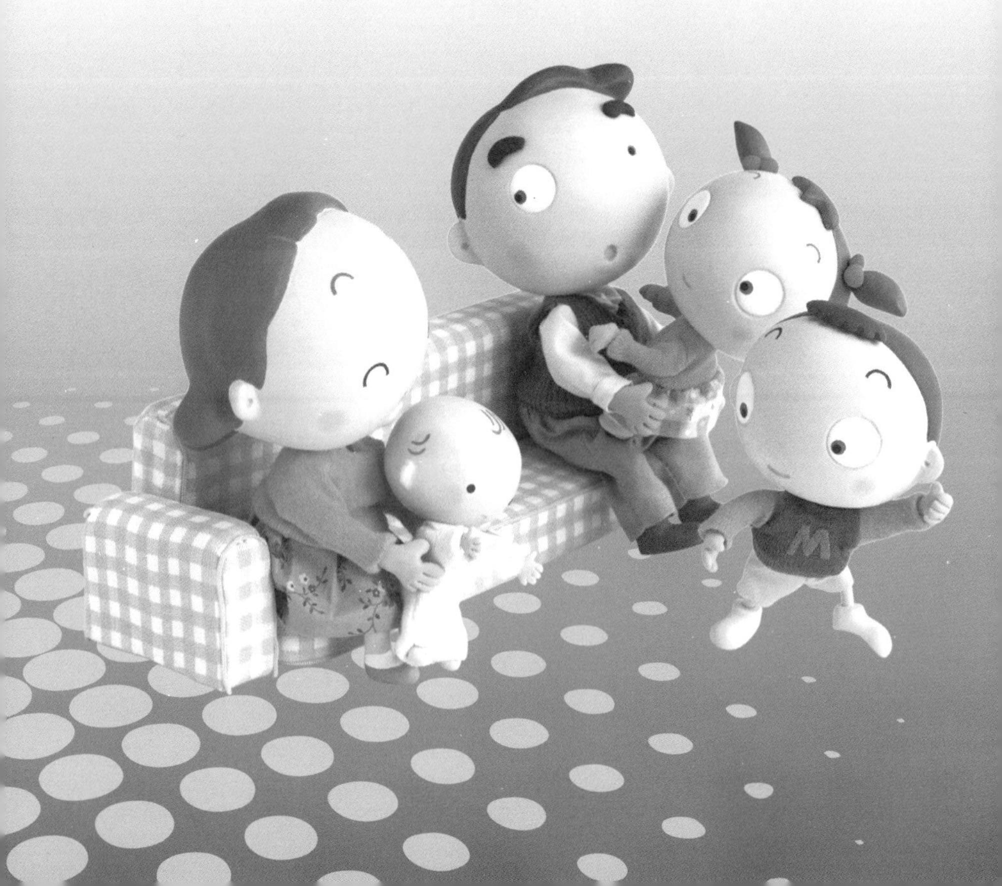

治關節炎，藥物和手術雙管齊下

除了生活方面的保養和復健外，

當關節炎疼痛難耐或急性發作時，

還有哪些方法或藥物能控制病情？

而什麼情況才需要開刀治療？

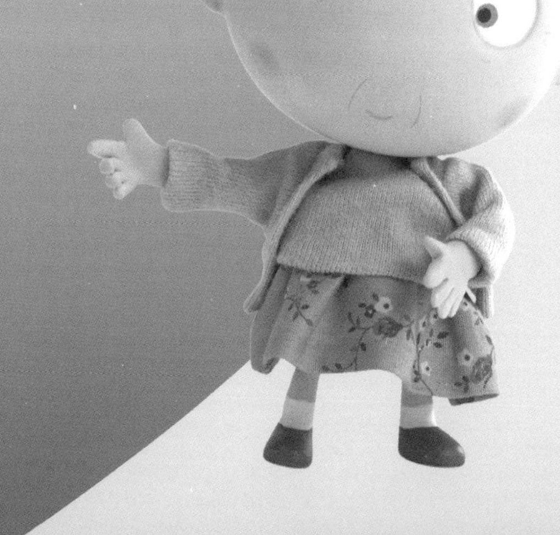

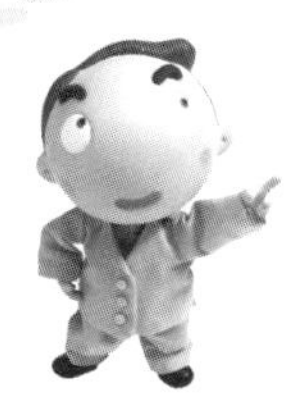

5-1 止痛幫手 跟關節疼痛說BYE-BYE

40歲的陳媽媽，為了減輕類風濕性關節炎的腫脹及疼痛，嘗試整骨放血、忍受針刺之苦……56歲的李媽媽，忍受不了類風濕性關節炎導致的長期疼痛，泡溫泉時竟趁機調高烤箱溫度，想輕生……電視上播放著患者因類風濕性關節炎持續破壞關節，苦不堪言的心聲。

其實，不只是類風濕性關節炎，發病原因不同的退化性關節炎、痛風性關節炎發作起來，患者同樣飽受「疼痛之苦」。

治療重點

■退化性關節炎

台北市立聯合醫院忠孝院區骨科主治醫師蕭國川指出，醫師治療這類關節炎，主要目的是止痛，而引起病症的主因——關節退化，到目前為止，仍沒有任何藥物能把退化的關節恢復年輕。

■類風濕性關節炎

對於這類患者，除了止痛消炎外，需針對發病原因，使用免疫調節劑進行治療。

■痛風性關節炎

台北榮民總醫院內科部過敏免疫風濕科主治醫師周昌德表示，除了在急性痛風發作時，給予藥物止痛，急性痛風過後，需針對發病原因——「尿酸過高」，進行藥物治療。

由此可知，退化性、類風濕性、痛風性關節炎，三者發病時，共同現象均為「關節疼痛」，這也是最讓患者感到不舒服與不便的問題，到底有哪些止痛藥，能有效克制疼痛？以下分述介紹：

止痛幫手1
普拿疼

蕭國川指出，普拿疼的退燒、止痛效果都不錯，雖然消炎功效不夠，但不傷胃的特性，適用於一些胃耐受性較差，一吃止痛消炎藥就會胃痛的病人。另外，有些病人吃其他止痛藥時，會抑制腎臟濾出功能，出現臉腫、腳腫，甚至皮膚出疹子的過敏反應，醫師也會建議服用普拿疼來止痛。

止痛幫手2
非類固醇消炎劑

這是目前治療關節炎疼痛的主流，為什麼要強調「非類固醇」？蕭國川解釋，「類固醇」是所有止痛消炎藥物中，效果最強但副作用多的一種藥物，大部分醫師會建議病人服用一樣具有止痛消炎作用，卻不含類固醇成分的藥物，這些藥物統稱為「非類固醇消炎劑」（NSAID）。

常用的「非類固醇消炎劑」包括：Naposin、Ibuprofen、Ketoprofen、Voltaren等，這些藥物都有消炎作用，可抑制關節紅、腫、熱、痛等發炎現象，可是，不同藥物各有不同功能，比方說，「Ibuprofen」對於急性關節炎的止痛效果特別好，醫師會根據病人症狀與用藥習慣，開立適合的藥物。

很多患者會出現急性關節炎症狀，例如：爬山後，關節腫痛積水，變成一種急性反應，非類固醇消炎劑最大的功能就是緩和這些發炎反應，同時有止痛功效，所以稱為「消炎止痛藥」。

周昌德提醒，非類固醇消炎劑雖然消炎、止痛效果都不錯，但最大缺點是：

1. 較傷胃，易造成胃潰瘍。
2. 易讓身體的水分滯留，造成下肢積水，心臟與腎臟不好的病人，這種現象更為嚴重。

3. 易有過敏問題。

對年輕病人而言，不致產生上述副作用，醫師多用這類藥物治療，不過，不建議慢性患者長期服用。

非類固醇消炎劑會產生這麼多的副作用，蕭國川分析，主要是會抑制身體的環氧酵素（Cyclooxygenase），這類酵素分成COX1與COX2兩種酉每。

COX1所產生的前列腺素對胃、腎及血小板有保護作用，所以抑制COX1，反而會使胃壁上的胃黏液屏壁變薄，易被胃酸侵蝕而形成潰瘍，也會使腎臟產生不良反應。至於COX2，是在組織受傷時，會引發前列腺素的發炎反應，讓人產生疼痛，因此，治療上須加以抑制。

過去的消炎止痛藥，因同時抑制COX1與COX2，長期服用會傷害胃和腎臟功能，若止痛藥只抑制COX2，而不影響COX1作用，就比較不會產生胃腸不適的副作用。

止痛幫手3
COX2抑制劑

和同時抑制COX1與COX2的非類固醇消炎劑相比，現在的醫療研究已發展出一種COX2抑制劑，能克制COX2，但不會影響COX1的作用。周昌德指出，這類藥物主要是抑制發炎反應，服用時對胃的傷害較少，適合長期服用藥物的關節炎病人。

然而，就止痛消炎效果而言，COX2抑制劑未必比非類固醇消炎劑好，且價格較貴，比一般止痛消炎藥貴了數10倍。蕭國川提及，目前健保給付對象只限「60歲以上的慢性關節炎病患，或在3個月內做胃鏡，確定有胃潰瘍的病人」，若是急性關節炎或痛風病患，則不給付。

止痛幫手4
類固醇

類固醇俗稱美國仙丹，是所有止痛消炎藥物中，效果快且最好者，至今尚無其他藥物可替代，但副作用多，易發生電解質不平衡、腸胃、內分泌、眼睛及代謝的損傷，有些人甚至會出現月亮臉的症狀。

類固醇也可採口服方法，但除非是全身多處器官遭侵犯的類風濕性關節炎病患，否則多不會口服，而是局部注射。因為口服類固醇，會作用在全身；注射類固醇則作用在局部，相對來講，引發的副作用較少。大部分病人注射類固醇後，效果相當好，且少數人注射後一年或多年，不需再注射。

身體所有組織修復都會產生發炎反應，蕭國川說，治療關節炎雖然需要抑制發炎反應，卻不能完全殺掉所有的發炎反應，才能藉由發炎症狀提醒患者注意，及早就醫治療。一般來說，非類固醇消炎劑消炎作用沒那麼強，身體內仍可能殘存所需的發炎反應，但類固醇會完全停止發炎反應。

他警告，不要讓類固醇成為一種常規性、長期使用的藥物，最好是急性痛風發作時；或慢性關節炎病人過度運動後，引發急性關節炎；或因長期服用藥物，最後所有的非類固醇消炎劑效果都不好，才使用類固醇。

止痛幫手5
酸痛貼布

一般人常使用的抹藥膏、貼酸痛藥布等止痛方法，也有減輕疼痛的效果，只是這類藥物都經由皮膚表面吸收，只能作用在皮膚較淺層的地方，若膝關節痛屬於很淺、可摸到的痛，適用外抹用藥或酸痛貼布；若痛點在深處，就比較沒有效果。

（採訪整理／吳燕玲）

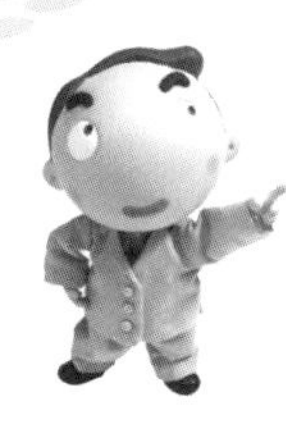

5-2 不開刀的治關節炎療法

關節炎的治療，除了解除病人的疼痛感，另需針對發病原因予以控制，才能減緩惡化速度。以下即針對退化性、痛風性與類風濕性關節炎的發病原因，說明其治療方法。

退化性關節炎

退化性關節炎的發病原因是老化引起，就像車子開久了，零件會磨損、消耗，關節也是一樣。治療重點是減少疼痛，除了服用普拿疼、NSAID、COX2，局部注射類固醇等方法外，目前醫學上還採用「注射玻尿酸」。

■注射玻尿酸有何效果？

台北市立聯合醫院忠孝院區骨科主治醫師蕭國川表示，玻尿酸具有很強的黏稠性與潤滑性，如果關節與軟骨的磨擦不順暢，注射玻尿酸能增加其潤滑性，減緩疼痛感，作用就像潤滑油。因直接注射，效果比NSAID顯著，適合服用NSAID無效的患者。

臨床顯示，約一半的關節炎患者注射玻尿酸後病情獲得改善。但缺點是：注射的玻尿酸會被身體吸收，作用效果短，有些人打完1個月後就沒效，也有些人可維持1年，視病人狀況而定。不過，當關節發炎或磨損非常嚴重時，注射玻尿酸就沒有效用。此外，還要留意注射玻尿酸有感染的風險。曾有病患因感染，關節損傷更嚴重，但整體而言，感染機率沒有類固醇高，只要醫師技術好、徹底消毒，不見得會感染。

■健保給付玻尿酸嗎？

玻尿酸除了效用短，最大缺點就是貴。依規定，「60歲以上的病人，或在同一醫院門診，使用其他藥物半年以上都無效」，健保才給付。另外，嚴重到需置換人工關節的患者，因注射玻尿酸無法產生緩解效用，健保也不給付，而注射玻尿酸後，也不能和其他藥物一起使用。

目前常見的玻尿酸有兩類，臨床效用差別不大。使用方式上，一類是連續打5劑，另一類因單劑濃度較高，連續打3劑即可，只要符合健保規定，都會給付。

■保養之道：避免關節受傷

事實上，針對退化性關節炎的患者，醫師除了幫病人治療疼痛外，醫學上沒有任何一種藥物或方法，能讓磨損的關節

「返老還童」，因此，如何保養、保護關節，防止老化、退化，讓關節用得久，是每個人都應注意的課題。

有鑑於許多退化性關節炎，出自年輕時的運動傷害或意外事故，所以，保養首重「避免受傷」，尤其要提防「工作傷害」，例如：常需搬提重物的行業，或像油漆工、修車工等常需半蹲的工作，都要小心日積月累下，關節易受損。

再者，體重太重也會讓關節負荷不了，像許多相撲選手，20多歲膝關節就已經壞掉，所以減輕體重也是保護關節的重要方法之一。

痛風性關節炎

痛風發作原因是尿酸過高。若尿酸過高（血中尿酸濃度正常值為3～7mg/dl），卻沒有發生急性痛風性關節炎，台北榮民總醫院內科部過敏免疫風濕科主治醫師周昌德指出，尚不需任何藥物治療。

■早期患者最常使用秋水仙素治療

在痛風發作急性期，如果是早期的痛風患者，醫師通常會給予秋水仙素（colchicine），抑制尿酸結晶被白血球吞噬而引起的發炎，但這治療的缺點是：不能降低尿酸或排泄尿酸，且易引起噁心、嘔吐或腹瀉等副作用；因而，常會再搭配非類固醇抗發炎藥物。一般來說，使用藥物後約3至5天，疼痛與紅腫現象就會消除。

急性痛風後，醫師會針對「血中的高尿酸」進行治療，因高尿酸易引起急性痛風，也會傷害心臟、腎臟，因此，患者需長期服用藥物，將尿酸控制在5mg/dl以下。

■降尿酸藥物分兩類

1. **抑制尿酸生成的藥物：**如Allopurinol。能減輕血清及尿液中的尿酸濃度，同時防止痛風性關節炎及尿酸鹽腎病的發生，但服藥時需定期檢查肝、腎功能。副作用包括：過敏性皮膚炎、肝毒性、過敏反應等，「如果發生皮疹，或同時出現發燒、肌痛的症狀，應立即通知醫師」，評估是否停藥，因這些症狀可能是「嚴重過敏反應」的開始。
2. **增加尿酸排出的藥物：**如Urinorm。少數人服用這類藥物後，會引起肝臟的副作用，服用時應定期檢查肝、腎功能，檢查異常者不宜再服用。

若痛風性患者未經適當治療，可能變成「慢性痛風」，除了有慢性關節疼痛外，痛風石也會沉積在關節內，導致關節遭到破壞和出現慢性發炎反應而變形。

類風濕性關節炎

類風濕性關節炎是一種病因不明的自體免疫疾病，主要侵犯關節部位，10至20％的患者，病情會相當嚴重，70至80％的人則時好時壞，周昌德提醒，「發病初期的2至3年間是治療黃金期」。

類風濕性關節炎患者，早期先使用非類固醇消炎劑或類固醇（口服或注射），效果不佳或嚴重者，則需使用免疫調節劑（DMARD's）治療。

■何謂免疫調節劑

免疫調節劑的主要作用在抑制各種發炎細胞，包括單核球、淋巴球等，目前最常見的緩解藥物為Methotrexate（MTX），對七到八成的類風濕病患都有效，但反應較慢，治療後約6至8週才會顯現。

常見副作用有：腹瀉、食慾不振、血小板減少、肝功能障礙、頭痛、全身倦怠、脫毛等，發現這些副作用時應停藥。

依據不同病情，醫師使用MTX時，會搭配抗瘧疾藥物，如奎寧（Plaquenil）、環抱靈素（Cyclosporine），再加上非類固醇消炎劑或類固醇（口服或注射）控制病情。

■生物製劑「恩博」功效如何

若以上方法都無效，目前國內已使用最具療效的生物製劑——恩博（Enbral），主要抑制體內重要的發炎反應物質「腫瘤壞死因子」。與其他免疫調節劑最大不同是，效果十分明確，不會影響正常細胞的運作，屬於選擇性的免疫抑制劑。此類藥物作用快，大部分病人可在2至3週獲得明顯效果。

恩博目前只有針劑，每週皮下注射2次（如同注射胰島素）。副作用包括：注射部位紅腫、易感染，建議正感染，如肺炎或蜂窩性組織炎的人勿使用。不過，恩博是昂貴用藥，自費施打一年約40萬元，健保局審核嚴格，患者需符合「使用積極的治療半年以上、效果不佳，有多發性、持續性重度類風濕性關節炎等症狀」，才能申請給付。

■莫須瘤（MabThera）有何療效

研究發現，治療淋巴癌的標靶藥物「莫須瘤（MabThera）」可緩解關節炎病情，避免關節變形，對於現有生物製劑效果不彰的患者，可考慮使用。

莫須瘤也作用於體內免疫系統，藉由移除不正常反應免疫細胞，阻止狀況持續惡化。衛生署已核准用於類風濕性關節炎病患，但「健保尚未給付」，全年需自費約20萬元。

（採訪整理／吳燕玲）

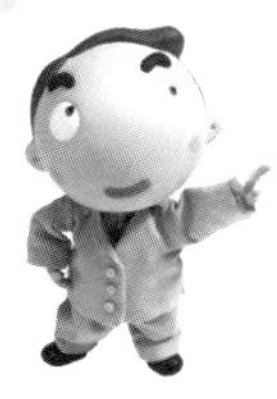

5-3 治關節炎 怎麼評估需不需動手術？

關節炎不像感冒可以完全治癒，比較像是老化，治療的目的是減少疼痛，改善生活品質，因而有此疾病者，需學習與它和平共處，盡量避免發炎。目前內科治療技術已大幅提升，靠藥物，多數關節炎可獲得良好控制，不需進行關節替換手術。假如患者試過服藥、物理治療、運動等方式都效果不佳，才需考慮動手術，因此手術可說是治療的最後手段。

什麼情況下該動手術？

諮詢你的骨科醫師，進行關節的徹底檢查，探詢多方意見，確定有必要再來開刀，以下是2個參考方向。

1. 疼痛到難以忍受、難以入睡的階段？無法工作？或影響到日常生活行為，生活品質大幅下降？
2. 每天需用止痛劑控制？或靠其他方法抑制疼痛？

是否動手術，沒有絕對的答案。手術目的在於緩解疼痛、改善關節功能、矯正畸形，或預防關節組織磨損加劇；但多

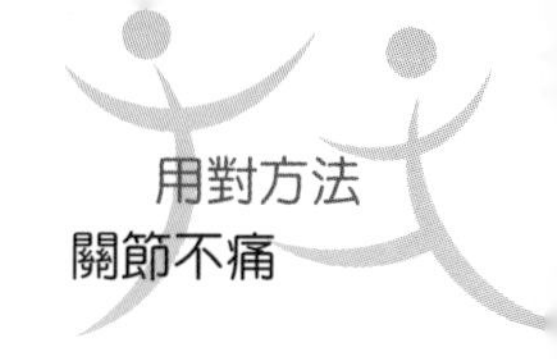

數手術的功能是「緩解疼痛，改善生活品質」。

倘若你不能忍受拿拐杖過生活，生活品質降低，又擔心長期吃藥讓腎臟無法負荷，動手術的確是較好的選擇。因從經濟效益來看，手術可能比長期吃藥好，合併症的機率也較低。然而，是否接受手術，決定權仍在病人身上。

此外，手術前需思索「罹患何種關節炎、關節受損情況及本身的健康狀態。」不少民眾會納悶「年齡大的患者能開刀嗎？」台北市立聯合醫院忠孝院區骨科主治醫師蕭國川指出，年齡不是問題，只要患者本身的麻醉風險不大，上了年紀還是能動關節炎手術；臨床顯示，動關節炎手術最高的年齡層以「70至80歲」居多，也曾有超過100歲的人瑞阿公、阿嬤，進行膝關節置換手術，由於家屬術前和術後照顧良好，很快便恢復日常行動能力。

健保給付嗎？

關節炎手術目前健保均有給付，民眾須支付的費用包括：健保自費額度、住院期間飲食、雜物等開銷，約在1至2萬元內。

（採訪整理／修淑芬）

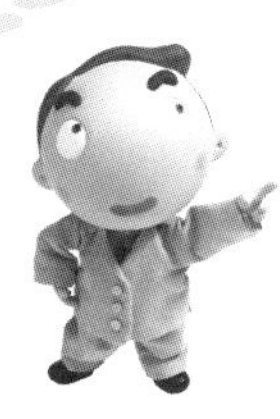

5-4
術前9大計畫，準備好了沒？

手術前就要開始進行以下計畫，愈早開始規劃，愈有利於後續的復原。

1. 養好身體

手術前加強肌肉強度的訓練，有助於縮短復原時間。

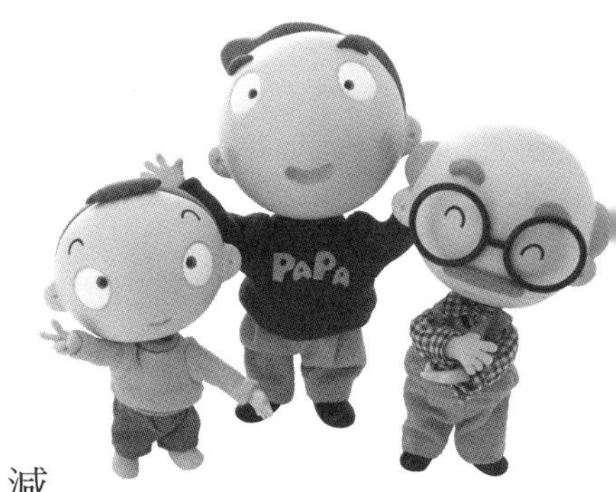

2. 控制體重

關節炎患者須嚴格控制體重，減輕關節承受的壓力，降低磨損速度。

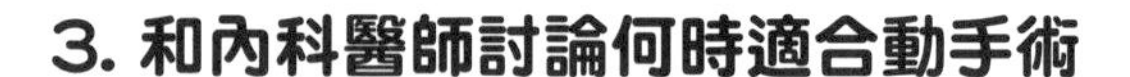

3. 和內科醫師討論何時適合動手術

關節炎患者多為老人，難免同時有一到多種慢性病，可先掛「內科」門診，由醫師診斷目前是否適合進行關節炎手術。

4. 詢問目前服用藥物的停藥時間點

請教醫師是否該停止目前正在服用的藥物，有些藥物可能會影響手術的安全性。如「阿斯匹靈」，會使血液凝血功能降低，「氨基甲基葉酸」會妨礙傷口癒合。通常「術前一周」即需停止服藥，請務必由醫師決定停藥時間。

5. 整理一份用藥紀錄

是否有服用特殊藥品、是否有藥物過敏史等。

6. 告知兩方醫師正在進行中的其他治療

糖尿病患者血糖須控制在200mg/dl以下，若合併有「神經血管病變者」，應避免手術。洗腎患者易骨質疏鬆，血色素、凝血功能均較差，且洗腎時使用的抗凝血劑，24小時以上才能代謝出來，此時也不宜手術。

7. 準備好復原期間會使用的物品

如拐杖、特殊座椅、輔助工具、陪伴的親人等，可詢問醫師或物理治療師，如何安排術後的復健計畫等。

8. 注意身體是否有感染現象

若有感冒、牙周病等，術後均可能引發感染危機。請在手術前先治療好，不可輕忽小小感染造成術後併發症的問題。

9. 開刀前一天住院

動大關節手術，開刀前一天先住院接受檢查、評估和衛教，並禁食。

（採訪整理／修淑芬）

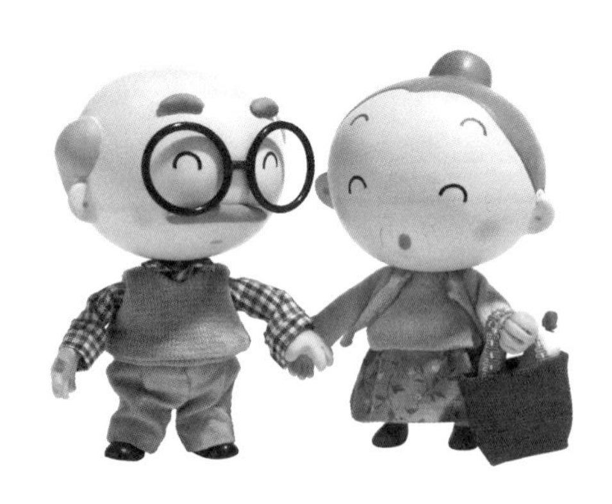

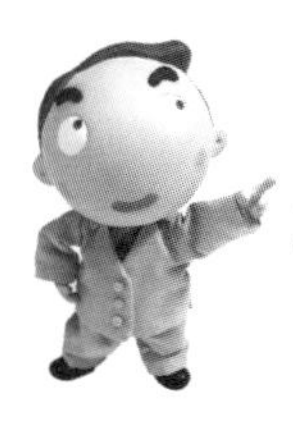

5-5
退化性關節炎動手術時機

臨床最常見的膝關節炎是退化性關節炎，嚴重者需置換人工膝關節。何時是開刀時機，沒有明確的基準可供判斷。臨床開刀通常有3種狀況：

1. 疼痛到無法行走。
2. X光片顯示，膝關節內的軟骨磨損嚴重。
3. 關節外觀變形嚴重，如膝蓋腫大、長骨刺、O型腿等，若發生在手部，還可能出現手肘內翻現象。

膝關節炎需動手術，代表疼痛已影響到日常生活。倘若骨頭變形卻不會影響生活，可藉由其他治療方式獲得緩解，不一定要置換人工關節。譬如：若吃藥可改善，或病情不影響日常生活，能不開刀當然不開。可是，若關節已磨損嚴重，影響到生活行動，愈早開刀愈好。常見手術有：人工關節置換手術、單一關節面置換微創手術、截骨矯正術。

人工關節置換手術

中老年人的膝關節若已退化至3個關節面中有2個以上嚴

重磨損，就需進行全膝人工關節置換術。關節炎屬慢性疾病，通常患處侷限在一處或幾處關節，不會波及身體其他器官，是很安全的手術。

■特點

1. 全身或半身麻醉。
2. 術後第2、3天，即可下床活動，視個案復原情況而定。
3. 術後膝關節彎曲度可達90度。（指坐在床上或椅子上，小腿向內彎曲90度，所以日常生活中，也可從事蹲下動作。）
4. 住院天數約7～10天。
5. 14天後，可預約門診，返院拆線；傷口保持清潔乾燥，不須特別換藥。
6. 依病患恢復情況，一般術後4～6週內需使用助行器行走。髖關節的復原期較長，約6週內需仰賴拐杖。

單一關節面置換微創手術

55歲以上的中老年人，若內、外側關節有單邊磨損而疼痛，且藥物及物理治療均無法改善的情況，可考量微創手術。

■特點

1. 手術時間約30分鐘，無須輸血，將併發症及感染機率降至最低。
2. 傷口僅約8公分，採微創手術植入人工關節，只會移除膝關節壞掉的部分，不會破壞韌帶結構，侵襲性最小。
3. 住院時間短，隔天即可下床行走，或可施行門診手術。
4. 關節功能恢復迅速，約5週內恢復，視個案復原情況而定。

截骨矯正術

截骨術是矯正關節異常的受力，缺點是會改變韌帶的張力，使組織結構產生變化，若未來須置換關節，將增加技術困難度。

術後須打石膏6週以上，住院時間較長，復原期較久。適合活動度強、需從事粗重工作的年輕退化性關節炎患者，不適合老人家。

置換人工關節
須注意什麼？

動人工膝關節手術，你可能要擔心4件事：感染、鬆動、磨損和脫臼。

■感染

需留意手術後的兩階段感染。

1. **術後3個月內的早期感染：**術後5至7天要特別留意傷口感染。
2. **晚期感染：**金屬材質的人工膝關節發出的陽性正電，易吸附細菌到人工關節內部。若開刀前有咽喉、膽道、牙齒或泌尿道等感染問題，須留心菌血症，若感染細菌隨血液竄流到全身，即可能造成後期感染。一旦遭受感染，治療上將很麻煩，嚴重者可能需清創或拔除人工膝關節。

■鬆動

人工膝關節是固定在股骨和脛骨上面，鬆動因素有：手術固定方式、骨質疏鬆症等。

■磨損

人工關節內的塑膠墊片，長期使用可能造成磨損，磨損造成的塑膠小分子會刺激膝關節而發炎，使骨頭被吸收掉，加速人工關節鬆動。且塑膠墊片磨壞的話，也會造成金屬間對磨。

■脫臼

依醫師的臨床經驗，人工髖關節的脫臼機率比人工膝關節要高。造成脫臼的因素有：關節破壞、手術的開刀方式、人工關節設計、擺置方法、病人健康狀態、肌肉無力攣縮、姿勢不當或外傷等。

人工關節的保固期

人工關節是否每5年就要換一次？其實，據統計，人工膝關節使用長達10年的比率，高達92至97%。需要二次開刀的原因，多為人工關節內的「聚乙烯塑墊片已磨損」。

聚乙烯塑墊片可吸收外力，消除金屬相互摩擦的壓力。一般厚度達8～10mm，理想狀態下的磨損率約每年0.1mm；即使使用10年，也僅磨損1mm，絕對足夠使用10年，臨床上也少見10年後要更換墊片的案例。在正常磨損的情況下，人工髖關節可應用10～15年，甚至更久。

人工關節手術的種類需考量關節受損情況、患者年齡及健康情況、骨骼強度、醫師的判斷等因素。膝關節和髖關節是最常動手術的大關節，退化性關節炎和類風濕性關節炎患者通常在手術後，能獲得良好的疼痛緩解。

（採訪整理／修淑芬）

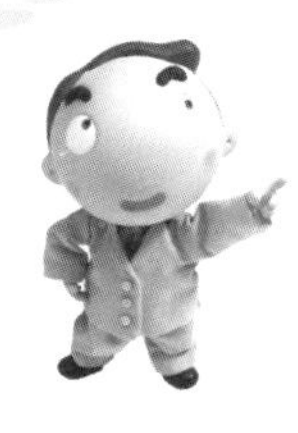

5-6 痛風性關節炎動手術時機

痛風性關節炎是因患者體內普林代謝異常，尿酸鹽結晶積聚在關節，形成痛風石，免疫系統視結晶為侵入物，加以反應，而造成關節發炎、劇痛。治本之道須靠規律吃藥、長期觀察，控制好血中尿酸濃度，避免急性發作。若遵循內科醫師指示，4至6年內可穩定控制病情。

若痛風性關節炎急性發作，治療原則除了服用藥物，應臥床休息、局部冷敷，多飲水將尿酸排出體外，減少尿酸鹽沉積在體內組織。痛風石會影響關節功能，可視情況施行清除手術，並使用秋水仙素控制急性發作。常見的外科手術治療有：痛風石清除術、融合固定術。

痛風石清除術

液化狀態的痛風石變乾後，會變成俗稱的粉筆灰，須動手術打開關節清除。痛風石由於不斷沉積，很難刮除乾淨，當滲透到組織裡而發生浸潤時，更難以清除。

不少患者開刀挖除痛風石後，發現傷口不易癒合，且傷口看起來「爛爛的」，很擔心感染。這是因為癒合期間，發炎的傷口溫度會升高，痛風石跟著溶解，液化狀態的痛風石有點類似白色牙膏，這些物質會從傷口流出來，讓傷口不易癒合，需一段時間復原。但民眾不需過度擔心，因痛風石屬酸性物質，細菌難以生存，所以不易感染。

融合固定術（關節固定術）

痛風石喜歡沉積在關節附近，臨床常見於肘關節處。時間一久，關節會被侵蝕出一個個洞穴，繼續沉積，骨頭就會漸漸被吸蝕，將關節功能破壞殆盡，最後只能進行「融合固定術」，利用新增的骨骼將關節融合起來，固定疼痛的關節。

（採訪整理／修淑芬）

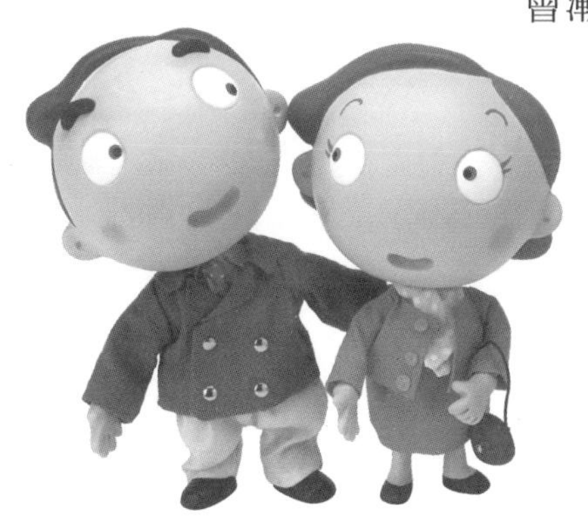

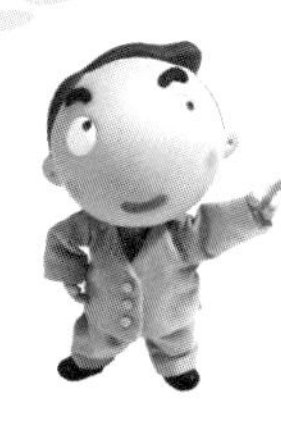

5-7 類風濕性關節炎動手術時機

類風濕性關節炎是關節內的滑膜發炎腫脹，發炎的滑膜組織快速增生的細胞產生化學物質，破壞軟骨、肌腱和骨骼，一般症狀用「藥物治療」可獲得控制；若持續嚴重疼痛，服用藥物或注射化學藥物，均無明顯效果，且關節功能受損影響到生活行動，就必須動手術。手術是「矯正關節畸型和減緩疼痛」的最後手段。

類風濕性關節炎是一種慢性的、對稱發作的多發性關節炎，通常侵犯3個關節以上。最常侵犯的部位是手腕、掌指及近側指間、腳踝、蹠指（腳的大拇趾）及膝蓋等關節。患者常因骨質疏鬆症，導致骨骼脆弱，增加手術複雜度。常見手術有：「滑膜切除術」、「關節置換術」及「融合固定術」。

滑膜切除術

經內科治療6星期後，腫脹疼痛情況仍無法有效控制，在關節尚未破壞、肢體變形之前，是滑囊膜切除的最佳時機。

早期切除滑膜可治療關節炎、終止或延遲關節變形及功能障礙。如果沒有積極手術治療，等到肢體變形後再做手術矯正，無助於關節功能改善外，手術次數也會增多，增加手術困難度。

類風濕性關節炎是滑膜增生破壞關節內部，所以要將破壞關節的元凶切除，目前的手術方法有3種，視患處大小而定：

1. **滑膜切除術：**切開關節，將受損組織割除，留下足夠的滑膜組織來潤滑關節。手術後，約需幾週復原，過程為漸進式，加強關節強度和靈活度。
2. **內視鏡手術：**使用於較難清除乾淨（如關節轉彎處）的部位。
3. **注射化學藥劑：**使關節滑膜萎縮，副作用是造成關節沾黏，臨床少用。

這手術的缺點是維持的時間有限，約可緩解疼痛2至3年。這是因為滑膜是人體正常物質，切掉後2至3年內會再長回來。若持續積水，關節炎可能再復發，嚴重者又需開刀切除。

雖有復發機率，但對長期痛苦的病人來說，2至3年的緩解期已是很長的一段時間，這段期間不僅可恢復自由走路，藥量也會減少。

人工膝關節置換術

動過滑膜切除術後，症狀未見緩解，就須考慮動人工膝關節置換手術。「類風濕性關節炎病人動這類手術的時間點要提早，不宜等到關節變形壞掉後才更換」。因變形後的關節通常已沾黏，且類風濕性關節炎造成的關節沾黏，不易透過X光片觀察，因此要趁早做，否則等到變形就太晚了。

類風濕性關節炎與免疫力有關，術後傷口不易癒合，病情較不穩定而影響復原。其次，病人骨質疏鬆程度較嚴重，易造成日後人工關節鬆動。不過，因患者本身的活動力較少，人工關節的磨損率相對降低，可延長使用期限。

膝關節與髖關節是人工關節置換成效最好的關節，可減緩疼痛外，亦可矯正肢體變形，改善關節功能。

融合固定術（關節固定術）

融合固定術是固定疼痛的關節，新增的骨骼會將關節融合起來。但有一缺點，融合的關節無法正常彎曲，活動能力大幅降低，等於犧牲關節活動力，緩解疼痛。

融合固定術屬舊方法，術後幾個月才能復原，期間需配戴特殊夾板，由於對生活影響很大，且術後易鬆動，再次成為製造疼痛的來源，臨床已少用。這類手術多用在腳踝、手腕、膝蓋或拇指等處的關節固定。

不同部位的關節炎
手術也不同

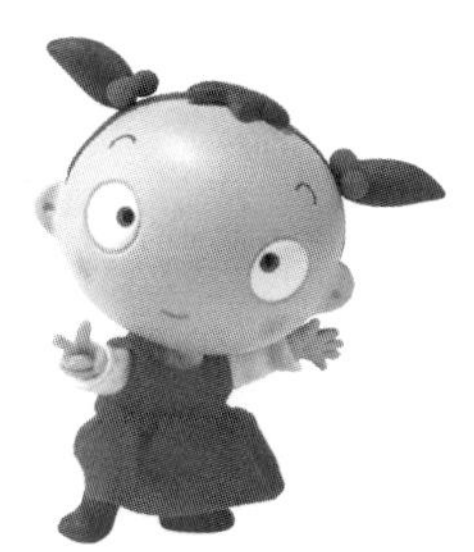

「手部」關節變形，依破壞程度不同，可選擇「肌腱轉移」、「融合固定術」或「人工關節置換」。由於手部動作細緻，術後復原較難預測，需長期復健。

「肘關節、肩關節」可做「切除性關節成型術」、「融合固定術」或「人工關節置換」。兩者均需配合復健，才能恢復較正常的關節運動範圍及功能。

「脊椎」也是類風濕性關節炎常侵犯的部位，尤其是第一、二頸椎半脫臼。若合併神經症狀，則需手術固定，避免發生嚴重併發症。

（採訪整理／修淑芬）

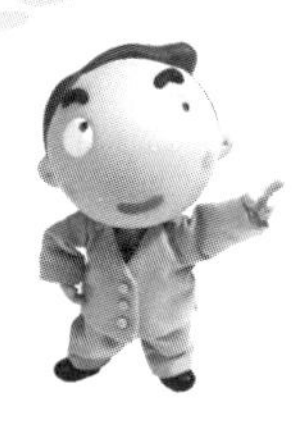

5-8 關節術後5保養

預後情況因人而異，也與手術種類有關。進行髖關節、膝關節手術後，需在醫院靜養約7至10天，若手術順利，約1至2天即可下床輕微走動。疼痛感約2至3天後漸漸退去，開刀後約14天可拆線，期間需持續追蹤觀察。

復原期間的生活保養，需注意下列5件事（適用於所有關節炎手術）：

1. 持續復健

必須適度運動強化肌肉，保持關節彈性。游泳是最好的運動，水的浮力可減輕體重，保護關節避免過度使用，也能訓練肌肉收縮。

2. 術後請適當減肥

避免關節承受過重壓力，以延長人工關節的壽命。

3. 避免幅度超過90度的動作

髖關節手術後的復原階段，髖關節應盡量不要彎曲超過90度，以免脫臼。坐椅子或馬桶時，雙腳要張開一點，比較不會脫臼。

4. 診療其他疾病時，告知醫師動過關節手術

術後若去看牙科、動其他手術或診療，務必告知醫師動過關節手術，以預防投藥，降低人工關節的感染風險。

5. 避免跌倒或外傷

一分鐘搞懂關節小毛病

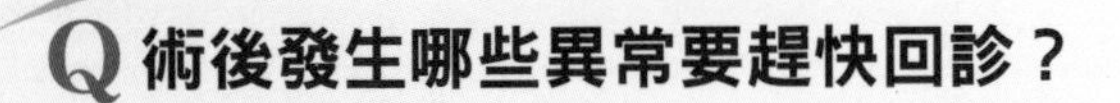

人工膝關節應擔心感染問題，若關節有腫脹、熱燙、疼痛、開刀處有膿，或發燒、胸口疼痛、呼吸急促等自覺不正常情況時，或不慎因跌倒、挫傷損及關節時，得趕緊回醫院。開完刀後正常的疼痛模式為：開完後的前2天最痛，此後漸漸不痛，倘若持續疼痛，代表可能有狀況。

（採訪整理／修淑芬）

Chaprter6
居家篇

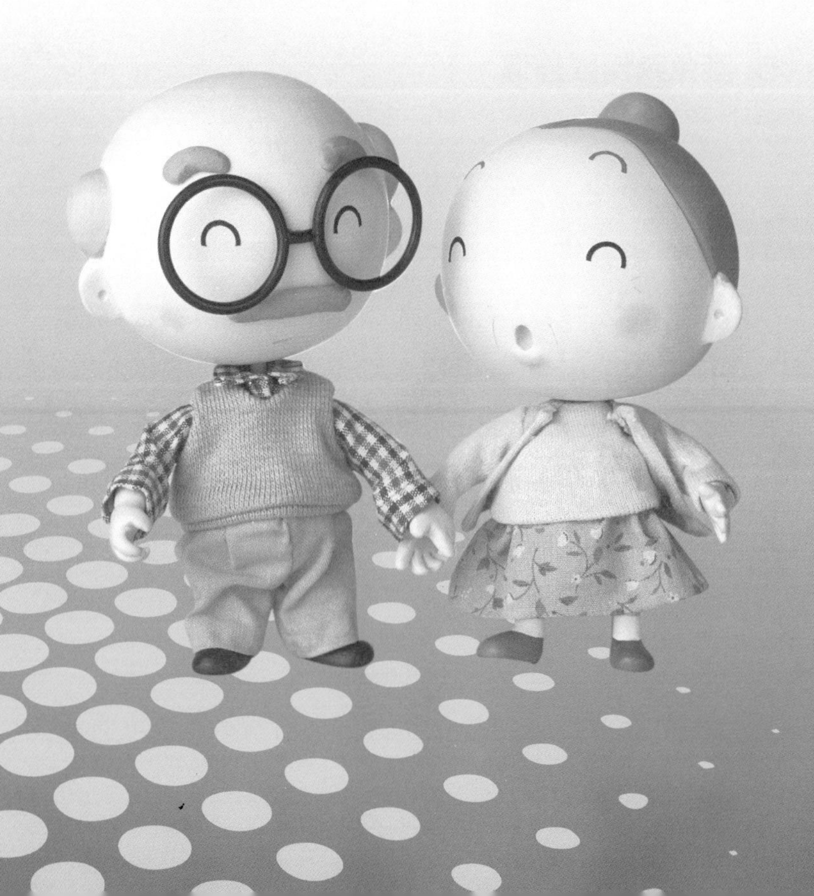

居家防護，關節好健康

關節炎不只會影響一個人的行動，
連生活起居或心情也會遭到打擊，
對人生感到消極。
家人如何為居家環境做最佳防護？
同時排解行動不便帶來的心理壓力？

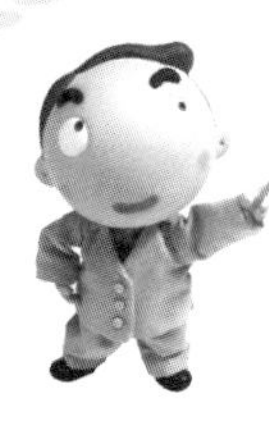

6-1
3招讓關節不怕變天

有關節炎困擾的人，清早起床或變天時，關節總會疼痛難耐，然而，日常作息又免不了運用到關節，不妨試試專家的3個好建議，讓日常生活的必要動作變得更輕鬆！

退化性關節炎、痛風性關節炎或類風濕性關節炎患者，可能都曾有這樣的經驗，清晨時，膝蓋彷彿被強力膠黏住，僵硬得難受，關節不聽使喚，行動好比機器人，做任何事都不方便。

新光醫院復健科主任謝霖芬指出，各類關節炎患者，每逢「溼度高＋溫度低」的情況，關節就會「不配合」，每個動作都讓患者又僵又痛。想迅速讓關節順暢，「保暖」是最重要的第一步，也可搭配合適的輔助器，讓日常生活的必要動作更輕鬆。

終結僵痛建議1
關節保暖不分季節

對僵硬的關節而言，不分季節，「保暖」都能緩解僵硬、疼痛，如要避免清早起床或任何時間的膝蓋關節疼痛，可穿

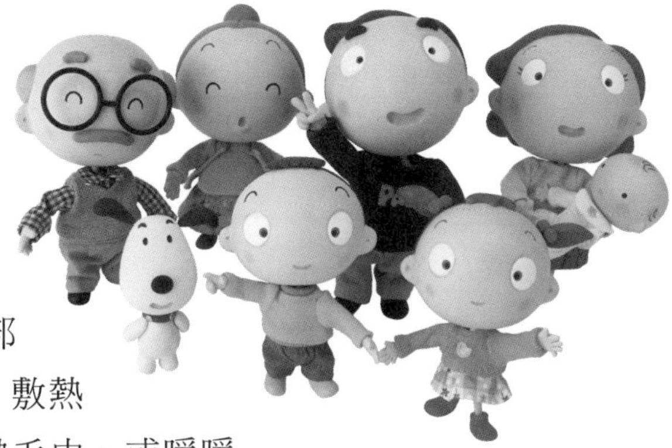

長褲、戴護膝保暖。若夏日難以忍受悶熱的長褲或護膝，也可針對僵硬的關節局部熱敷，如敷電毯、敷熱墊、泡熱水、敷熱毛巾，或暖暖包，甚至用吹風機吹熱僵硬的關節，都能活絡關節，恢復活動力。

不過，振興醫院復健醫學部物理治療師陳子敬提醒，「溼熱感」比乾燥的熱敷方式來得舒服，且一般熱敷只敷表層，泡熱水澡才能活絡深層的關節，「外國人多習慣早上洗熱水澡，就是活絡關節的良方」，如再搭配一些簡單的伸展、暖身動作，就像幫關節上潤滑油，能順利開啟一天的活動。

終結僵痛建議2
利用低衝擊有氧運動來保養

陳子敬強調，光靠按摩或吃營養補充劑來保養關節是不夠的，「保養關節，一定要從主動的運動做起，強化關節承受力與肌力，且運用輔具保護關節，雙管齊下。」

不過，對於退化性、痛風性、類風濕性關節炎及其他關節有問題者，活動時應避免爬坡、下坡、下樓梯、蹲、跑、跳等動作。謝霖芬指出，這些動作會把體重的3～6倍，加諸於膝關節上，雖然關節能承受體重6倍以上的力量，但關節炎患者的膝蓋軟骨承受能力較差，做這些動作，可能使關節的碎片掉出來，增加發炎的機會，不僅會產生痛感，也會磨損關節。

如果關節已受損，或受損較嚴重的中晚期病人，走路時雖然會痛，但台北市立聯合醫院忠孝院區骨科主治醫師蕭國川提醒，「不能因此就不運動，否則關節軟骨更容易退化，進而造成骨質疏鬆、肌肉萎縮，對關節更不好。」

蕭國川和謝霖芬都建議關節不好的人從事低衝擊性的有氧運動，如走平路散步、騎腳踏車、游泳、水中漫步，是最適合關節炎患者的運動。走平路時，膝蓋只須承受體重的0.7倍；游泳時，透過水的浮力，可減少關節承受的身體重量；騎腳踏車時，身體坐在坐墊上，不僅可減少關節負重，又能達到節律性運動的效果。

「走路是最好的復健方法！」蕭國川強調，因軟骨內沒有血液，關節液是主要的營養來源，走路時膝關節踩下受力，及抬起來放鬆，這一收一放的節律性運動，能讓像海綿的關節，受力時壓迫軟骨把水分擠出來，放鬆時把水分吸收進去，使軟骨吸收到養分。

終結僵痛建議3
選雙好鞋來練習走路的技巧

不論是走平路、登郊山或騎自行車等運用到雙腿的運動，謝霖芬提醒，關節炎患者都不可穿著高跟鞋或底部很薄的功夫鞋，最好選穿能吸震的功能鞋，如專業的慢跑鞋、健行登山鞋。當腳踩到地面時，地面的反作用力可被鞋子吸收，不至於傳到髖關節和膝關節上，能降低關節負擔。

若想在走路時避免疼痛，陳子敬建議，走路的技巧以「好上壞下」為原則，也就是上樓或上坡時，由好的腿先上，患病較嚴重的腿隨後，而下樓或下坡時，則倒過來，由患病較嚴重的腿先下，如此可讓較健康的腿維持身體重心，另外一隻腿承受較少的壓力。

運用拐杖來輔助走路，也是物理治療師建議的好方法，但要注意拿拐杖的方式，因為常有人以為左腳無力，就把拐杖拿在左邊，事實上，正確方式是把拐杖拿到較有力的一側支撐，「如左腳有問題，應用右手拿拐杖，減緩左腿的承受壓力」。

陳子敬說，常有患者覺得拿拐杖不美觀，這時可改用「拐杖型雨傘」，也就是握把好握、底端有防滑墊的雨傘，如此，可支撐身體又可擋雨，比拐杖的功能更強。

曾擔任台灣職能治療學會理事長的台灣大學職能治療系助理教授毛慧芬表示，假如以雨傘代替拐杖，雨傘的高度應該在大腿上外側、接近髖部的骨頭隆起處（稱作髖部大轉子）。台灣復健醫學會理事長暨林口長庚醫院復健科主治醫師鄧復旦也提醒，手持雨傘時，手肘彎曲的角度應該在20度左右最省力。

（採訪整理／黃又怡、田瑞華）

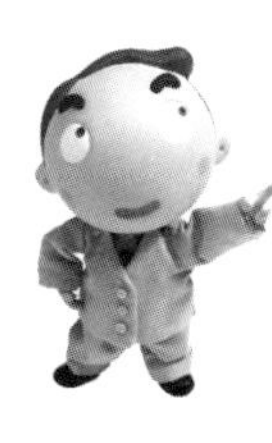

6-2
選對輔具，生活更便利！

許多類風濕性關節炎的患者因手腳多處關節病變，影響日常生活食衣住行的便利，這時，醫生常建議「善用輔具」輔佐生活。

特殊餐具讓用餐更省力

輔具種類五花八門，目的都是輔助患者做生活中的各種動作，振興醫院復健醫學部物理治療師陳子敬舉例，飲食方面，若手指關節有問題，抓握不穩，可採用「柄加粗的特殊餐具」和炒菜鍋鏟；若手部活動受限，無法像常人把食物順利送到口中，可選擇「手把呈L形的湯匙」；若穿鞋襪不便，可使用「加長鞋把」和「穿襪器」；手部開門不便，則建議家中改換推式或感應式的門。

有些輔具可DIY，例如：用紗布纏繞，把餐具或鍋鏟的手柄加厚，讓物品方便拿握。若關節疾病已造成生活上的不便，陳子敬建議多去輔具中心看看，激發一些靈感，台北榮民總醫院就有一個「多功能輔具中心」，各縣市也有「輔具資源中心」，提供患者便利生活的輔具選擇。

穿戴護套能預防跌倒

另外，穿戴護套也能預防跌倒。台灣復健醫學會理事長鄧復旦解釋，穿戴護套除了有穩定關節的作用，也會刺激身體的感覺系統，回饋對外在環境的反應，讓身體接收到警訊，使穿戴護套的部位更注意執行每個動作。

曾任台灣職能治療學會理事長的台灣大學職能治療系助理教授毛慧芬提醒，專業輔具，例如加大把柄的湯匙、改良式筷子、粗柄製的牙刷、特大的鑰匙圈、各種拐杖或護套等，都有不同大小、長度或粗細的設計，以滿足患者的不同需求。選購用具時一定要現場試用，確定適合再買。

向各縣市社會局申請輔具補助
別讓權益睡著了

值得注意的是，只要具有殘障手冊，加上醫師的診斷證明書，及物理治療師開的「輔具評估建議書」，就可向各縣市社會局申請輔具的費用補助，有需要的患者，千萬別放棄自己的權益，運用輔具和運動，讓生活向疼痛說Bye-Bye。

（採訪整理／黃又怡、田瑞華）

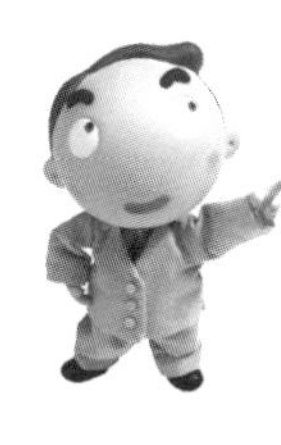

6-3 改變居家布置，安心過生活

在設想居家環境的布置和照顧時，應針對老人的生活習慣做整體思考和規劃。曾擔任台灣職能治療學會理事長的台灣大學職能治療系助理教授毛慧芬建議從以下6點著手：

1. 規劃生活空間

□家裡的行進動線要順暢。

□將老人家的房間安排在浴室或餐廳附近，方便盥洗和用餐。

□走道的照明需充足，避免高低階落差。

□地面不宜太過光滑，也盡量不要堆放或散落雜物。

□如果有門檻，高度最好小於或等於2～2.5公分。

2. 注意上下樓

□避免年長者需經常上下樓梯，最好與年長者住在同一層樓。

□如果一定要上下樓梯，樓梯面得採用防滑材質，每節階梯不要高於18公分，深度應大於25公分，雙腳才能安全踩踏。

□在階梯邊緣可貼防滑條及粗糙材質的物品，或以色塊區隔。

□患者若覺得上下樓十分吃力，試著「橫走」來省力。

3. 加大把手設計

□對上肢關節退化的老人而言，較不能執行精細的手部動作，所以家中各種門把、開關或抽屜等物品，應加大且設計明顯，讓老人易把持操作。

4. 選擇適當家具

□注意床、沙發或椅子的穩定性，避免太過凹陷或太低。

□椅子的高度最好是坐著時，能將腳平放於地面，也較利於站起，並減少起立時膝關節承受的壓力。

□椅子、床邊，甚至是年長者行進動線的牆面上，可加裝有攙扶功能的手把。

□常用物品避免擺放過高或過低，以免老人因彎腰或不易拿取，造成失衡跌倒。

5. 增設床邊止跌設施

□許多人認為老人家容易在浴室或廁所跌倒，實際上，最常跌倒的地方是臥房！老人家剛起床時，因精神狀況不清楚、反應慢，又可能趕著上廁所，所以易失足跌跤。此時要注意床的高度是否恰當。

□床邊最好有穩固的家具可供上下床時扶靠。

□廁所不宜離臥房太遠，可視情況在臥室內擺放便盆椅。

6. 加裝浴廁緊急呼叫系統

□平常浴室應保持通風乾燥，選擇防滑材質的地板，馬桶、洗臉盆和浴缸底部鋪設橡膠墊，或貼上安全止滑條。

□對無法久站的老人們，可在淋浴處放坐椅，或在浴缸上加裝坐板。

□在浴室裡裝置緊急呼叫系統，有利於意外發生時，對外緊急通知。

□浴室的門最好選擇向外開啟的設計，若浴室的門向內開啟，若老人家不慎在浴室內跌倒，倒臥在門後方，家人較難推開門急救。

毛慧芬提醒，關節炎患者由於關節耐力變差或經常發生疼痛等問題，做任何事時，應遵循「節省體能原則」，能坐就不站、注意間歇性休息、在做事或活動時簡化活動內容、善用工具與輔具，才能避免關節惡化，延長關節的壽命。

（採訪整理／田瑞華、蔡睿縈）

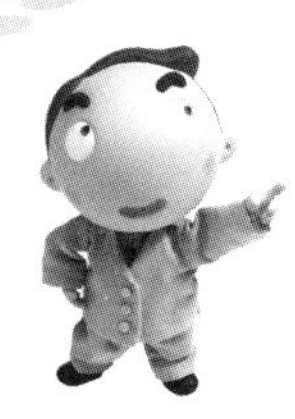

6-4 沒安全感，如何找回生活重心？

今年剛過70歲的郭媽媽，以前喜歡在自家庭院整理花草，或找鄰居串門子，自從得知自己有退化性關節炎的毛病後，變得不愛動，也不愛出門，常在家一坐就是大半天，兩眼無神，也不知在想什麼。

最近這幾個禮拜，家人發現郭媽媽連上樓梯都舉步維艱，想帶她看醫生，反而惹得她情緒崩潰地大叫：「你們是不是嫌棄我？想找藉口把我趕走！」

合併慢性病，爆發心理問題

關節炎患者常因身體病痛、關節痠痛，或產生其他全身性的不適感，不僅難以入眠，易疲倦，也造成體重減輕，加上嚴重的關節損傷及變形，行動力大受影響，外出機會變少，有的患者甚至只能長時間臥床，根本無法出門。這些困擾皆使得病患在日常作息、社交、人際關係上受到限制，久而久之造成心理挫折，漸漸有憂鬱傾向。

耕莘醫院精神科暨心理衛生中心主任級醫師楊聰財表示，健康出了問題，心裡自然也不愉快，而情緒往往左右病患處理事情的態度，連帶影響日常生活。假如患者一直陷在憂鬱的情境裡，做事情易感到挫折，嚴重者，甚至有「輕生」的想法。常聽見有人說：「我乾脆死了算了！」或感嘆「久病床前無孝子」，這些情況正是慢性病患之心情寫照。

幸好關節炎病患的心理障礙常是伴隨心臟病、糖尿病或前列腺（攝護腺）等其他慢性合併症產生，臨床上單純因關節炎引發的心理問題並不多見。

無止盡的憂鬱，讓人想結束生命

另外，有些病人因第一次手術沒做好，又進行第二次手術治療，不但飽受皮肉之苦，心理也大受打擊。

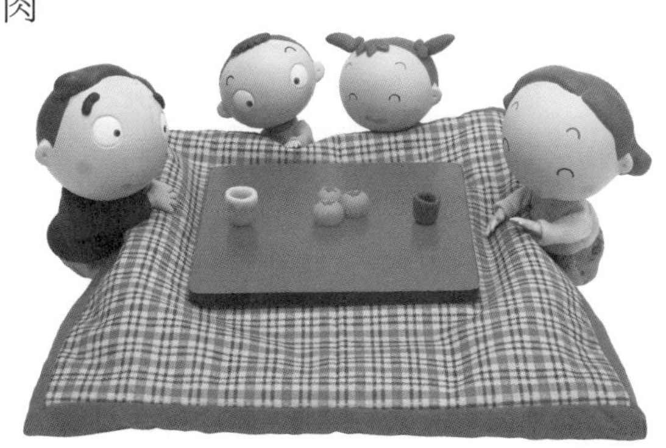

「我已經沒辦法再出去玩了，因為走沒多久，膝蓋就痛得受不了。」

「我穿裙子不敢穿太短，因為膝蓋變形得很難看。」

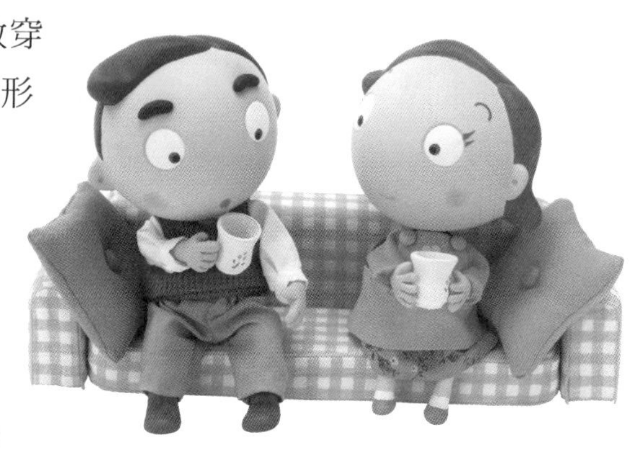

「我的膝蓋已經痛了一段時間，腫得愈來愈厲害，常無法施力，現在連上商店都不敢了……」

這些都是雙和醫院復健科主治醫師饒紀倫遇過的門診病例。他回憶，有的門診病患一看見醫生就拿出紙條，開始一列列唸出自己的病史，甚至不停抱怨關節炎對日常生活造成的困擾。像這樣的病患已有輕微的憂鬱傾向，日後罹患憂鬱症的機率較大。

而關節炎影響睡眠品質，長期睡眠不足，也是導致憂鬱的原因之一；嚴重的話，甚至會引起自殺。楊聰財曾碰過一位同時罹患糖尿病、高血壓及退化性關節炎的患者，因活動時會喘，自我懊惱、心生不快，最後吞下大量糖尿病藥物，損壞了胰臟。

行動力強或孤獨者，挫敗感更重

「尤其對行動力特強，或坐不住的人更具影響，憂鬱比例也會大增。」楊聰財解釋：因慢性病讓生活受限制，在心有餘而力不足的情況下，挫敗感更重！

他也提到，有些人在生活上很少得到照應及支持，如獨居老人或榮民之家的老伯伯，年輕時活動力旺盛，能隨心所欲行動，一旦年紀大了，步履維艱，若沒有家人陪伴，心理問題更嚴重。

要注意的是，年輕人也會發生關節炎。楊聰財指出，如果常使用膝關節、髖關節或肥胖者，關節受傷的機率相對較大，行動受限也會對心理造成衝擊。

身體放鬆，腦袋放空

饒紀倫指出，通常醫生會針對病患可能需要的照護，研擬出許多治療方法。不過，找到適合的治療方式可能需要一段時間，病人及家屬千萬不要放

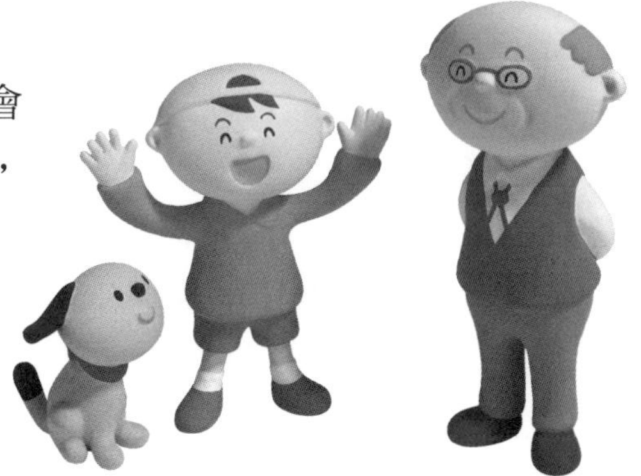

棄，要常與醫生或醫療相關人員溝通，如果覺得治療不如預期，要直接告訴醫生，選擇其他治療方式。

復健和心理治療是條漫長的路，情緒陷入低潮時，不妨告訴自己，狀況一定會好轉，只是需要時間。在生活作息上，要有一定的休息時間，唯有「適當的活動、適當的休息」，才能擁有健康的身心。楊聰財建議病患將「身體放鬆、腦袋放空」，這樣一來，減輕心理的壓力，就不是難事。

（採訪整理／楊錦治）

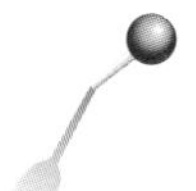

一分鐘搞懂關節小毛病

Q 家有關節炎病患，怎麼減輕他的心理壓力？

醫師提醒，多注意病患的感受，認清關節炎的嚴重性與影響，且接受最符合病況的生活方式，例如：退化性關節炎患者需增加或改善家裡設備：購買束腰、束腹，將家中的水龍頭更換成左右開關或紅外線感應裝置，把馬桶換成紅外線或噴水式，都能讓生活更便利，減少病人的負面感受。

（採訪整理／楊錦治）

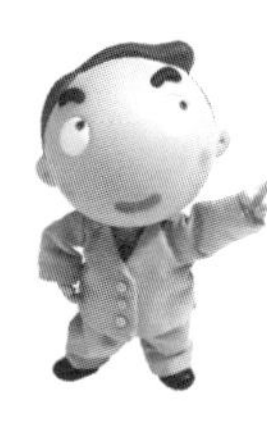

6-5
5撇步，與關節炎和平共處

人常會因「失去」而心生挫敗感、憂鬱感，加上退化性關節炎是很難治癒的疾病，因此，患者一定要學習相關知識，像是「如何正確運動」等，學會與病症相處，同時建立個人的健康習慣，以便減緩病症及心理壓力。以下是患者和家人可以增進生活舒適度的撇步。

1. 改善設備，提升生活品質

生活品質的好壞，會影響退化性關節炎患者的情緒，家屬與患者可由此著手，例如：改善家中設備、增加需要的輔具，或多與人接觸等。而坐、站、躺等生活中常運用到的動作，同樣姿勢不要維持過久，就不致讓身體僵化。記得「動一下便休息一下」，且準備枴杖等輔助工具。

2. 配合醫囑，正確服藥與回診

藉由藥物改善症狀，減少副作用產生，也能擁有好心情，所以要配合醫師開立的處方，按時服藥與回診。關節炎無法

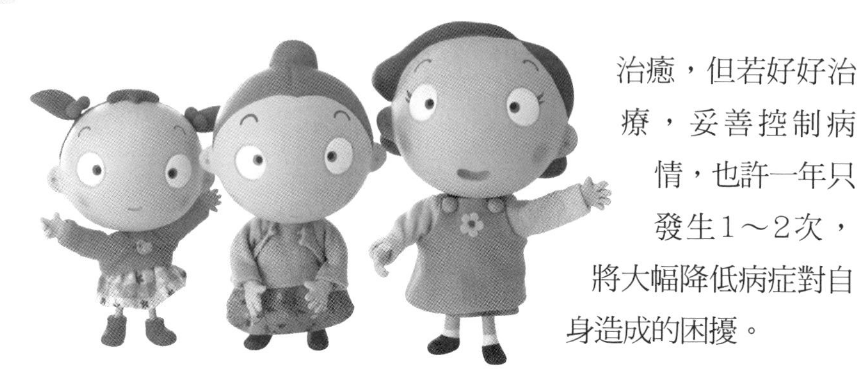

治癒，但若好好治療，妥善控制病情，也許一年只發生1～2次，將大幅降低病症對自身造成的困擾。

3. 做適當的運動

除了生活習慣、藥物治療外，為了不讓身體變僵硬一定要「多動」。「多動」是指做適當的運動，不要過度或隨便動一動，穿插散步或快走、游泳、躺著活動等都是不錯的方法。

通常「關節活動3～10次」就能達到「動」的效果。期間，調整活動步調、注重關節保養、適時熱敷及冷敷、多學習自我照顧技巧，也能讓疼痛減低，增加肌肉、關節和韌帶的力量、彈性，減輕心理的陰霾。

4. 建立互動生活模式

既然自己不方便出門，就請親戚朋友到家裡閒話家常。不要只顧著怨天尤人，要主動積極地從生活中找到重心。

5. 學會照顧自己並懂得向外求援

學會照顧自己是非常重要的事。患者要盡量蒐集並瞭解退化性關節炎相關知識，且主動參與治療，同時也要取得資源，如爭取政府編列的補助款。

如果病患想要尋求心理層面的協助，一般大型綜合醫院的精神科或提供心理諮詢的單位，都是不錯的選擇。病患若是住院，可利用「照會」方式，請精神科看診，否則得掛號；民間團體也有相關的協會可供諮詢。再者，也能尋求「病友團體」的互助與鼓勵，獲得心靈上的支持與慰藉。

（採訪整理／楊錦治）

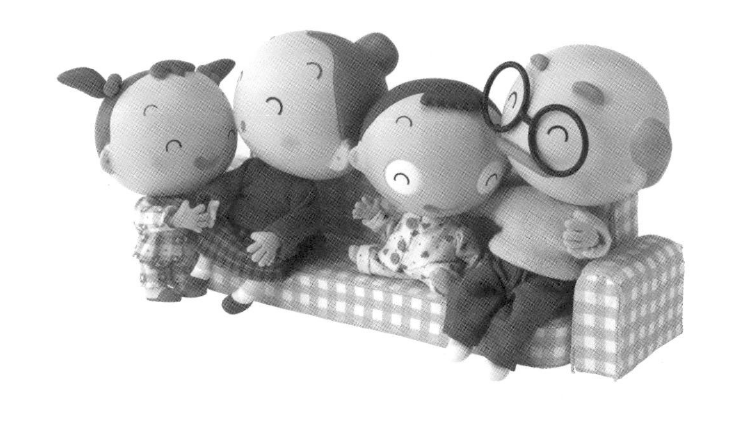

Chaprter 7
旅遊篇

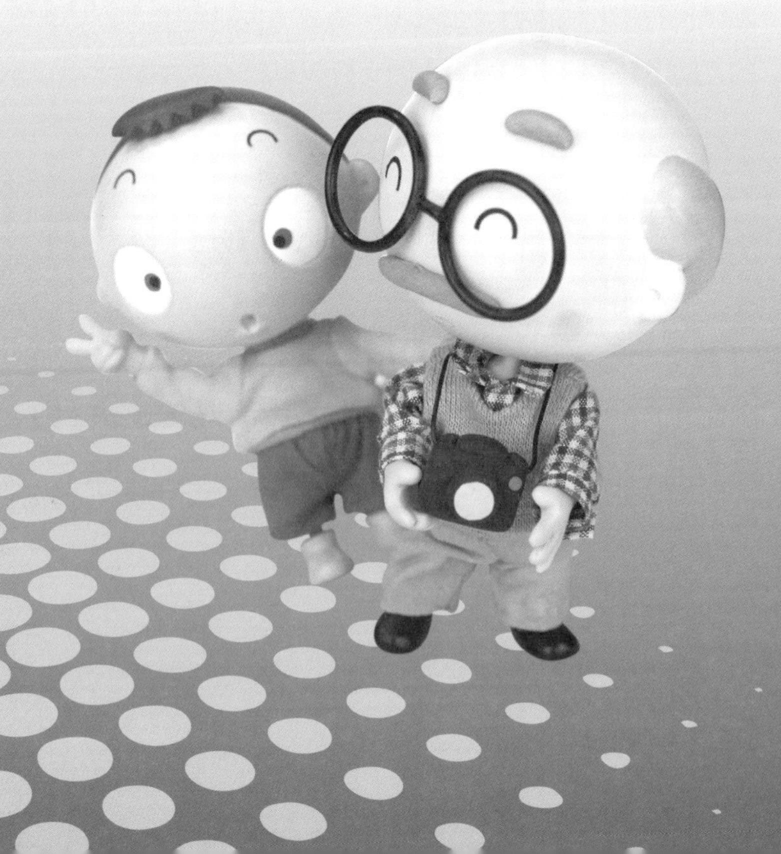

做好準備，安心出遊

外出旅行時，最怕關節炎突然發作，不僅身體不舒服，也打壞整個旅程的興致和進度，

究竟關節炎患者出外旅行時，有哪些護具、藥品要隨身攜帶？

食衣住行上，怎麼打理最省力？

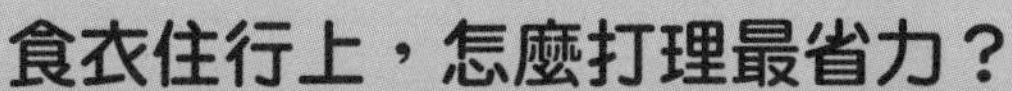

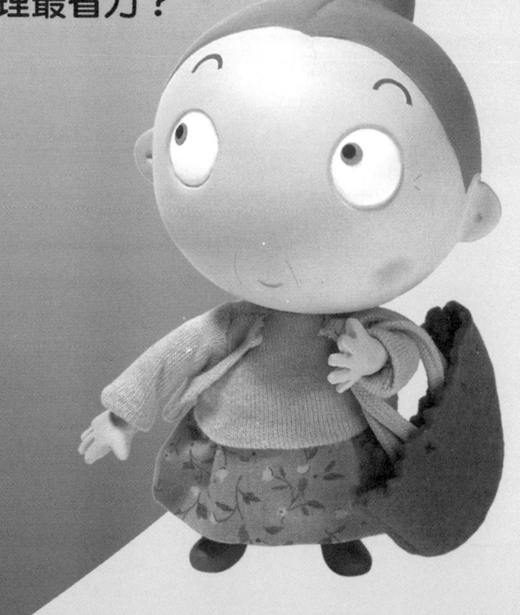

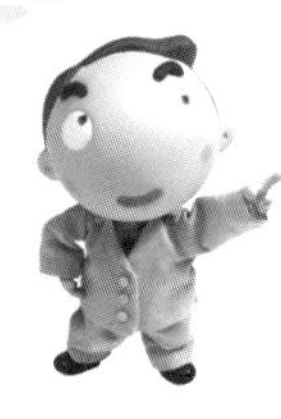

7-1 有關節炎，怎麼放心旅遊？

關節炎患者以中老年人居多，想出國又擔心走不動、害怕關節炎發作，拖累一整團的行程與興致，其實，關節炎患者若非真的不良於行，只要病情在穩定狀態，一樣能享受快樂的旅程。若不確定是否適合出國，可詢問醫師，由醫師判斷，給予旅程用藥的專業意見。

關節炎患者不宜單獨出國 需有身體健康的旅伴陪同

關節炎患者應慎選旅行內容。初次體驗者，建議參加短程旅遊，未出國前，先瞭解行程規劃，並選擇重視無障礙空間的國家，如美國、日本、歐洲等。

台安醫院家庭醫學科主治醫師徐微婷建議，關節炎患者「不宜單獨出國」，需有一位身體健康的旅伴陪同。若狀況不穩定就暫緩出國行程，「平時走路緩慢須使用拐杖者，不適合跟團旅行」，除非是家族旅行，可自行設計旅程，否則旅行社為了整體考量，不太可能為單一旅客特別安排。

問清旅程內容
安排一天緊、一天鬆的行程

出國前，可詢問同行團員的年紀分布，選擇相似年紀的團參加，一般鄰里或教會辦的旅行團參加者多為老年人，比較適合。活動設計宜避開繁忙行程，譬如：逛街時間太久、景點數目太多、爬坡或陡坡多等都易引起病情發作。另外，向旅行社問清旅程內容，包括坐車、走路會花多少時間、爬坡地點有多少，再選擇適合體力和病情的行程，避免乘興而

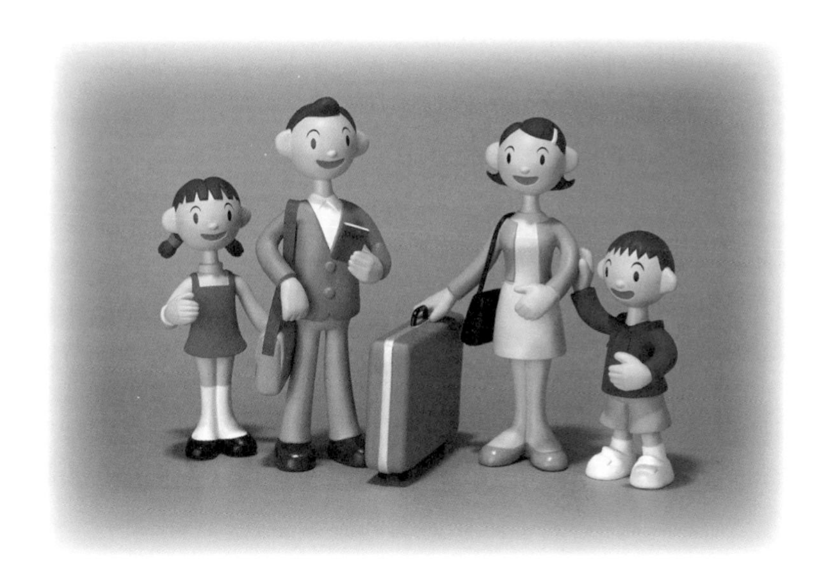

去，敗興而歸。

建議安排一天緊、一天鬆的行程，不要為了出國想看個夠，忘了休息。若旅程中，關節的疼痛感增加，代表過度負重，應少走動、多休息。

行李簡單為主
帶夠輔具更舒適

關節炎患者的親友可陪同、照料外，也能幫忙搬運行李。行李打包以「不宜過重，權衡物品分配，輔具可能重於衣物」為原則。除此之外，不建議去「正值冬天而過度低溫的國家」，如此可減輕攜帶的行李，也避免患者因寒冷而出現復發的情形。

托運的行李箱以「輕巧、軟殼、有輪子」為主。隨身行李選用質軟輕巧的雙肩背袋，內裝物品以簡單為原則，「藥物、束腰、護膝、痠痛藥膏」一定要放在身上。至於攜帶輔具要注意什麼，以下詳細說明。

旅途期間，維持關節的靈活度及保暖很重要。除了舒服保暖的衣物外，可攜帶的輔具包括：枕頭、靠背、坐墊、暖暖包、束腰、護膝、鬆緊繃帶、有附簡易坐椅的輕便枴杖、輕

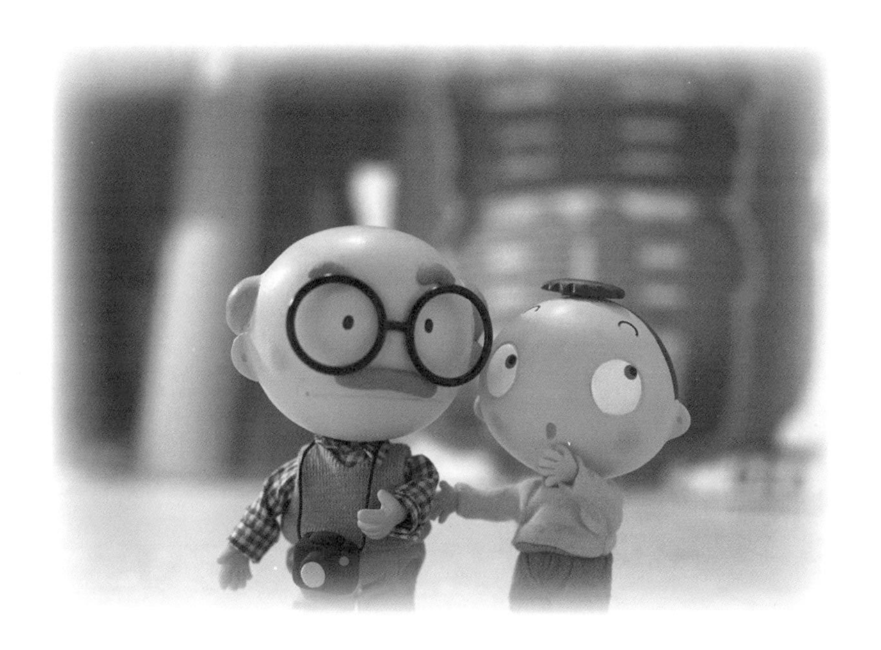

便式的馬桶座或個人習慣用的特殊用具等。

由於飛機機艙溫度較低，可向空服員多要一條毯子，或自行攜帶質輕保暖的毯子，保持關節溫暖。若攜帶電毯或其他電器用品，需注意各國電壓數值。

（採訪整理／修淑芬）

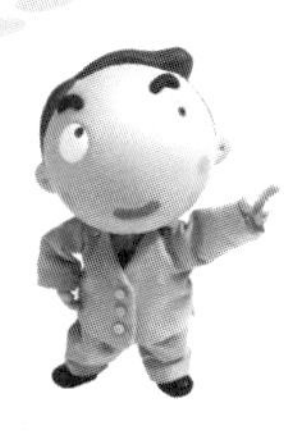

7-2 旅遊時救急的藥怎麼準備？

出遊期間，關節炎的藥物仍需繼續服用。台安醫院家庭醫學科主治醫師徐微婷提醒，藥物準備分成：常備用藥、急性用藥。若原本服用的藥物都無效，或無法緩解急性症狀，建議就醫。若怕耽誤其他團員的行程，建議審慎考量是否跟團出國。

出國常備用藥 建議多帶1週以上的藥量

常備用藥的品項依關節炎類型而定，一般有止痛抗發炎藥，例如：非類固醇抗發炎藥物、促尿酸排泄藥、維骨力或抗風濕藥物等。旅行前可諮詢醫師，並開立所需的藥物種類和需求量。

此外，不妨也準備治療痠痛的藥膏或貼布，舒緩旅途勞累帶給關節的壓力。為避免感冒、腸胃不適、食物過敏等，仍要記得攜帶常備的感冒藥、腸胃藥、抗過敏藥物。

建議多帶1週以上的藥量。例如：出國2星期，就多帶1～

2星期的藥量。為避免行李遺失或其他意外，可把所有藥物分置於隨身行李、托運行李，或其他親人行李中。

出國急性用藥
須隨身攜帶

退化性、痛風性或類風濕性關節炎，都可能急性發作或突然病情惡化，需準備急性藥物。藥量通常不多，卻很重要，一定要隨身攜帶，也要分開裝袋。急性用藥種類很多，目的在於控制病情，務必與醫師討論如何搭配常備藥來服用。

「退化性關節炎」患者在穩定時期，可使用熱療或攝取維骨力，降低疼痛及僵硬感，至於急性腫脹期，則服用非類固醇抗發炎藥。

「痛風性關節炎」急性發作時，可服用秋水仙素緩解，減少尿酸結晶沉積於關節內，有抗發炎作用。吃藥後1～2小時，仍感到疼痛，可再多吃1顆。此藥有腹瀉的副作用，若服用出現急性腹瀉、腹部痙攣，就必須停止用藥。

「類風濕性關節炎」患者出現突發症狀時，需服用免疫抑制藥物，如類固醇、化學性藥物（如：滅殺除癌）或免疫調節作用劑（如：移護寧），抑制病症發作。這些藥物的攜帶與使用務必與醫師溝通與討論，勿自行服用。

（採訪整理／修淑芬）

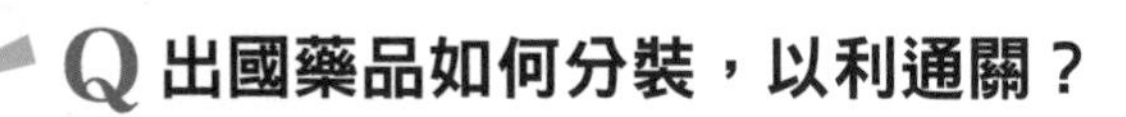

Q 出國藥品如何分裝，以利通關？

台安醫院家庭醫學科主治醫師徐微婷建議關節炎病人，打包出國藥品時，要注意以下細節：

1. **事先視疾病嚴重度，申請病歷資料或診斷書：**若病情穩定，申請診斷書即可。需特別處方箋的藥物，如：免疫抑制劑，建議申請病歷資料，在國外急性發作時，病歷資料也比較有用。申請費用視每家醫院而定，約200元一份。

2. **應注意藥品入關是否需要申報：**每個國家規定不同，各有表格，有的不用申報。歐美國家海關要求嚴格，所有相關文件均需準備中英文各一份。譬如：類風濕性關節炎需注射的生物製劑「恩博」（Enbrel），為液體包裝，需申報，記得事先請醫師開立證明說明病情。

3. **購買專用袋：**依規定，隨身行李中，每名旅客能攜帶1個專用袋，機場內的商店多有販售透明塑膠袋，長、寬各約20公分，可放一些擔心被安檢時詢問的物件，如藥品。於通過機場安檢線時，放到置物籃內，通過檢查人員目視及X光檢查儀。

4. **藥袋上應有病人名字、藥名、藥單、醫院及醫師名稱及電話等資訊：**從醫院領回藥袋時，所有東西包括藥單，皆不宜丟棄，若有外包裝者，包裝盒不要拿掉，上面多有中英文名稱，若沒有，需請醫院提供藥單的英文說明書。

4. **在藥品專用袋內放置醫師開立的英文診斷書或病歷資料等：**診斷書要註明病人的英文名字、病名、正在服用的藥物品項等，讓海關一目了然，便於通關。可影印多份，分放多處，避免遺失。

6. 準備藥物成分及名稱的英文列表：國外易買到關節炎的非類固醇消炎藥，可準備一份藥物成分及名稱的英文列表資料，另需要醫師特別處方簽的藥物，國外買不到，千萬不可遺失。

7. 小心保存藥品：去熱帶國家一定要將藥物擺放在陰涼乾燥處，不宜放在後車廂等高溫處悶著，以免影響品質，也要避免陽光直晒。

8. 注意藥物的副作用：抗風濕藥物中的奎林（Plaquenil），服用期間若長期曝晒，服用者的皮膚可能會產生光敏感反應，需使用防晒品。

（採訪整理／修淑芬）

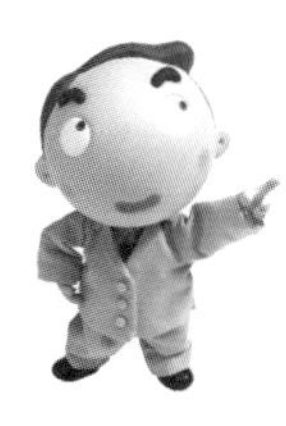

7-3 關節炎發作 飲食、交通舒緩錦囊

關節炎患者出國旅行時，最擔心關節突然出狀況，如：急性病症發作，看病昂貴又不方便，以美國為例，坐一趟救護車費用高達美金1000元，令人結舌。但如果飲食和交通方面能多加注意，其實關節炎也能在旅途中安分不作怪！

飲食錦囊

台安醫院預防醫學部營養師劉怡里建議：

1. 痛風性關節炎患者出國時，易因暴飲暴食而急性發作，故要避免暴飲暴食；其他類型的關節炎患者較不會因飲食而直接影響關節炎發作。
2. 短期旅程體重還是可能變重，加重關節負擔。因此，旅遊期間，患者不宜大吃大喝，三餐應維持正常，以便控制體重。
3. 台灣旅行社安排餐飲以中式為主，餐餐有魚有肉，天天吃，「痛風性關節炎」易發作。急性發作期應避免豆類、海鮮、酵母粉、蘆筍、紫菜、香菇、動物內臟、酒類等。吃合菜時，多吃蔬菜，若非急性發作期，上述食材可淺嘗，以少量多樣為原則。

4. 若肚子餓，可準備內含綜合堅果（如杏仁、核桃、腰果）加水果乾的零食，台灣超市有賣小包裝，適合旅行隨身攜帶。除了填飽肚子，堅果類含豐富維生素E，具抗氧化功能，當關節炎發作時，多少能抑制發炎。
5. 建議適量吃深海魚，避開高普林的白鯧魚、鰱魚、吳郭魚、烏魚、虱目魚、海鰻等。
6. 若吃西式自助餐，建議食用順序：先喝點清湯、吃大量蔬果，最後再吃五穀根莖類、魚肉類。她提醒，豌豆夾屬於蔬菜類，但國外生菜沙拉常用的豌豆仁，屬五穀根莖類，澱粉質較高，若多吃豌豆仁，就要少吃其他五穀根莖類。

7. 多喝水，一天約2000～3000CC，可隨身帶水壺裝水，若去寒冷地區則帶保溫瓶。另外，不要因出國太開心而喝酒。

交通錦囊

台安醫院家庭醫學科主治醫師徐微婷建議：

1. 預定長途機位時，請旅行社安排自己坐在第一排較寬敞或靠走道的位子，便於起身活動，隨時伸長雙腳動一動。
2. 善加利用機場的無障礙空間設備，如：輪椅，減少站立

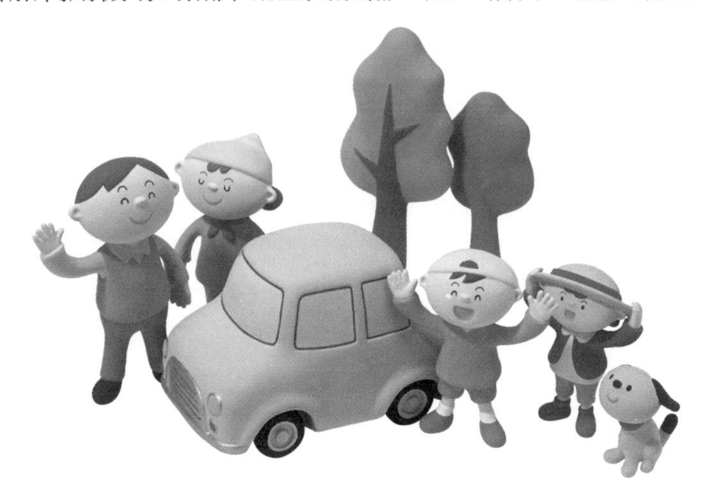

排隊等候的時間，也方便快速通關。可詢問旅行社每個國家的安排，有些國家的快速通關需經過申請，並出示醫師證明書，有些國家則不用。

3. 旅途舟車勞累，久坐或長時間走路，關節炎患者的關易僵硬、腫脹、疼痛，若關節突然腫脹疼痛，可適時「冰敷」。
4. 盡量掌握休息時間。坐車不要坐太久，每小時站起來活動筋骨、動動關節，停車休息時，一定要下車走動，進行舒緩關節的運動。
5. 旅途中，過度活動可能使「退化性關節炎」出現急性腫脹、疼痛等症狀，宜避免走太多路和爬高山。
6. 「退化性關節炎」患者回旅館時，固定熱敷或泡溫水約20分鐘，改善關節僵硬及疼痛，舒緩一天累積下來的壓力。
7. 上下樓梯時，記得拉住把手，減輕膝蓋壓力，因下樓梯時的膝蓋壓力較大，建議「側身」上下車或樓梯。
8. 「類風濕性關節炎」要小心氣溫變化，也因舟車勞累、生活型態突然改變，易造成免疫力下降，若關節炎發作或惡化，一痛就得痛上好幾個禮拜。

9. 居住方面，旅館房間冷氣可關掉或提高室溫，打開窗戶通風。睡覺時，可抱熱敷袋或電毯，但須注意溫度及時間。復健運動在旅程中仍需保持。房間盡可能選在電梯旁或1樓。

（採訪整理／修淑芬）

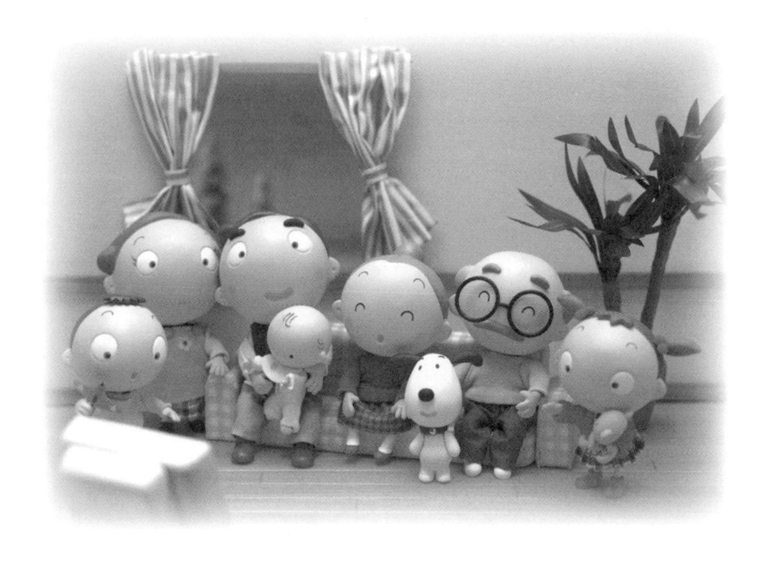

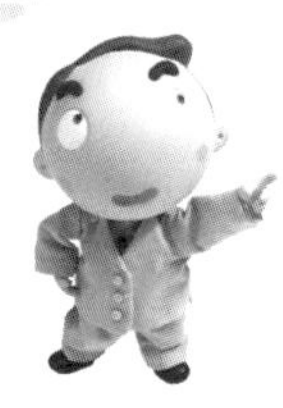

7-4
小心這些動作，別讓關節受傷

出外旅遊常有一些不經意的姿勢或動作，易讓關節受傷，最要避免的是「突然跳躍」或「扭轉關節」。中華民國物理治療學會理事長暨國泰醫院物理治療組組長簡文仁特別為關節炎患者示範，有哪些動作易讓關節受傷，同時也建議正確的姿勢。

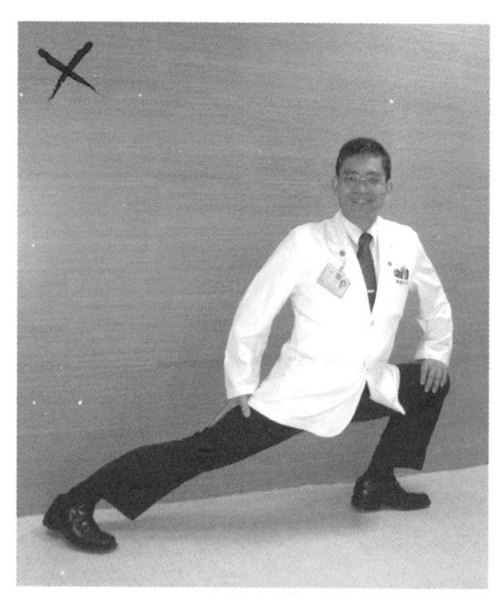

易受傷動作：蹲跪動作過大，膝關節易損傷。

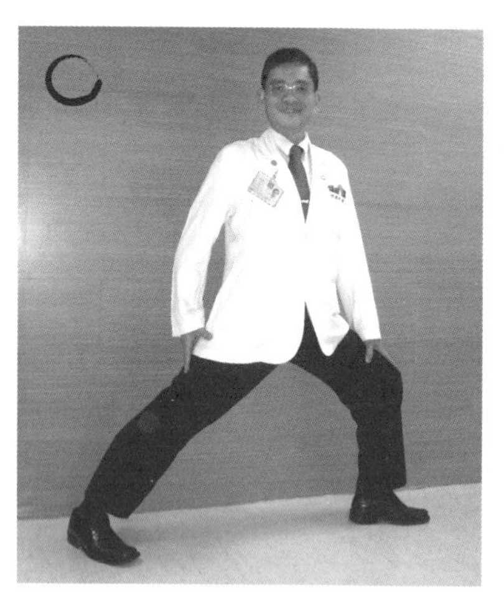

建議動作：蹲跪時，膝蓋避免超過腳趾。

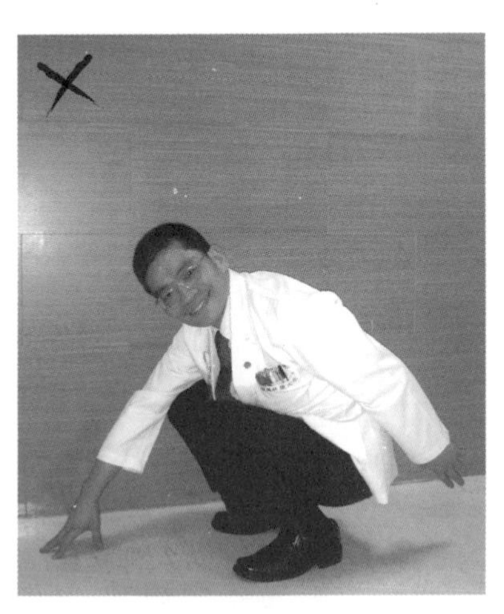

易受傷動作：直接蹲下，髖關節及膝關節負擔大。

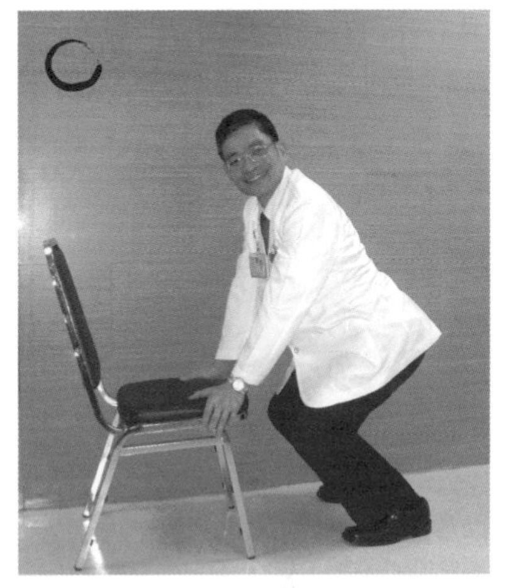

建議動作：最好手扶支撐物或小板凳，減輕髖關節及膝關節的負擔。

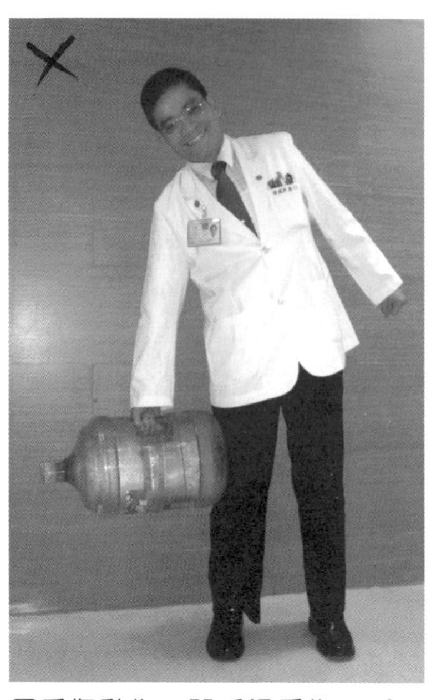

易受傷動作：單手提重物，肩、腰關節負擔大。

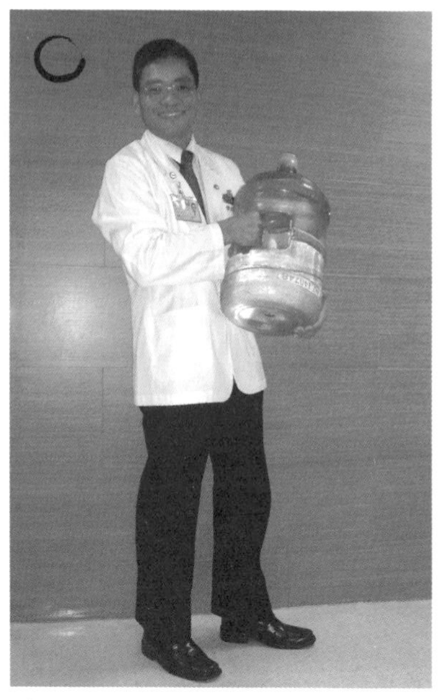

建議動作：改由雙手提重物，且靠近身體，減輕肩關節負擔。

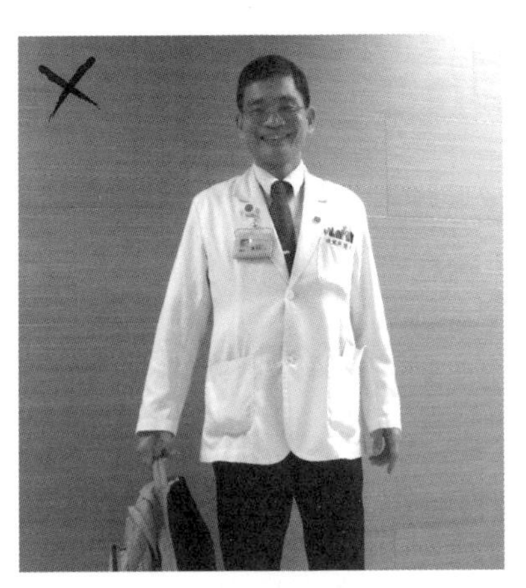

易受傷動作：避免以手指提重物，小關節容易損傷。

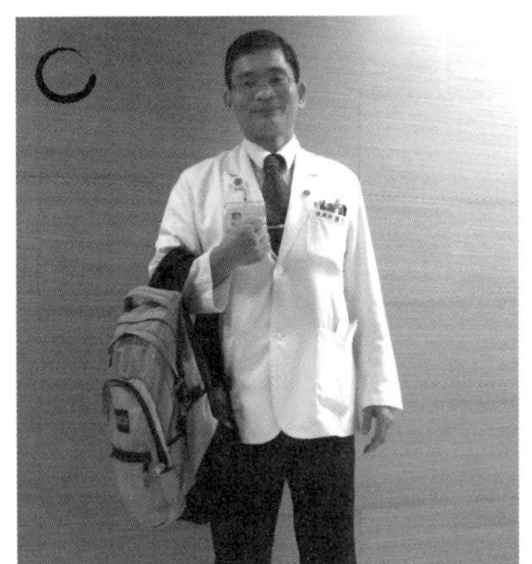

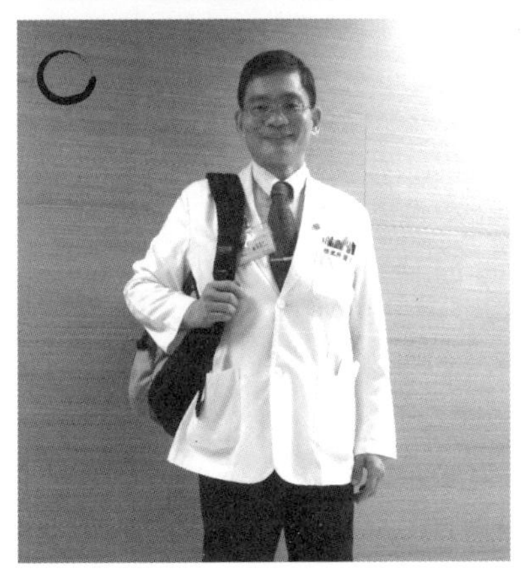

建議動作：改用肘關節或肩關節等大關節承受重量，較能保護關節且較省力。

（採訪整理、攝影／李碧姿）

編輯後記

運動，讓你的關節更有活力！

文／葉雅馨（大家健康雜誌總編輯）

隨著年齡增長，歲月悄悄地在身體刻畫下痕跡，除了皮膚外貌逐漸變化，行動力和敏捷度也不比青春年少時。當身體不時出現手麻、腰痠背痛、膝蓋痠痛無力等問題，退化性關節炎可能已找上你。

台灣目前約有150萬人受關節疼痛所苦，尤其年過70歲的老人家，10人中就有7人患有退化性關節炎。然而，退化性關節炎也不全然是老年人的專利，關節炎問題也可能發生在任何年齡，如果有肥胖、慢性病、基因遺傳等問題，或者過度使用，甚至缺乏運動，都可能會讓關節軟骨磨損，提前在年輕時候就發生，尤其女性更是高危險群，約占了2/3以上。

2010年3月，我與台大骨科部運動醫學科主任王至弘醫師多次拜訪聯繫，請他為《大家健康》雜誌所整理編輯的關節炎書籍初稿審閱及調整，王醫師百忙中，仍撥空為我們調整書的內容及篇章順序，同時留意書中的治療訊息，並提供新的觀念，為出版這本《用對方法，關節不痛》的內容，打造不可或缺的骨幹。

王醫師風趣開明，不只在骨科醫療領域學有專精，他對法律、財經等議題也極為嫻熟。他喜歡看書，為了我們出版的這本書，還特別提供國內外與關節炎相關出版的書籍，供編輯時參考，分析每一本書值得編輯研究的地方，包括書籍版型、書名、標題等，他站在讀者及病友的角度，看待書籍的編輯內容及方向，有哪些實用的內容，是適合讀者和病友閱讀了解的，讓我們即使遇到專業的病理問題，也能順利用淺顯易懂的文字幫助讀者理解。

不少人上了年紀後，常擔心太常使用關節，會導致軟骨磨損。王至弘醫師解釋這樣的觀念，事實上錯了一半。他認為，關節不見得承受身體所有的力量，肌肉、肌腱也會承擔一部分，因此肌肉、肌腱強健的人，關節的受力反而減少；相反的，肌肉、肌腱不強健的人同樣站立，受力一樣，力量卻全部集中在關節上，加上骨質疏鬆，軟骨的磨損就更快。所以只要

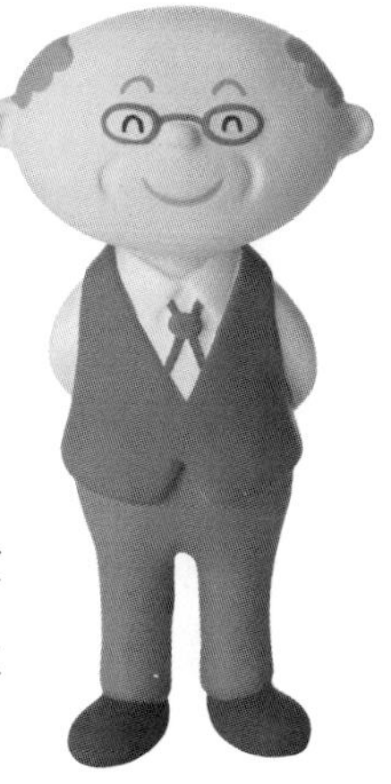

肌腱、肌肉、骨頭夠強壯，即使關節會隨著使用而耗損，速度也不會那麼快。他強調，養成規律的運動習慣，反而特別重要，只要每天簡單的小運動就能增強肌力，讓關節少痛一點、快活一點。

為讓全書更實用，王醫師建議除了從醫學角度，應從復健治療及營養層面來檢視。於是，我們榮幸邀請到國內知名物理治療師，也是中華民國物理治療學會理事長簡文仁為本書審閱。

簡文仁理事長在序中提到「年輕重訓練，上了年紀重保養」的使用關節觀念，他強調所謂的保養，就是保護和滋養，像減重、強化肌力，善用輔具護具，避免操勞折磨，就是保護；注意飲食，攝取足夠的營養成分，並透過運動，將營養成分輸送到關節內修補，就是滋養。

本書在第七篇——旅遊篇，有簡理事長特別為關節炎患者的動作示範，讓讀者了解應去避免哪些蹲跪、提物，易使關節受傷的動作，同時建議應有的正確姿勢，讓讀者看圖就能輕鬆學習。

台北醫學大學附設醫院營養師李青蓉，是營養學的專家，她在每期《大家健康》雜誌「蔬食好料理」單元中為食譜老師做營養分析，也感謝她為本書審閱推薦。本書第二篇——減重篇、第三篇——飲食篇，都有重要的營養概念，告訴關節炎患者哪些食物少吃，哪些食物有益關節。

《用對方法，關節不痛》一書有系統的剖析關節炎患者遇到的各種問題、善用運動改善關節炎困擾的方法外，詳盡的告訴讀者如何預防保健，如果遇到關節炎疼痛難耐或急性發作時，建議病友可採行哪些方法或藥物控制病情，什麼情況才需要開刀治療等等。希望本書的出版能協助被關節炎所苦的讀者，找到適合的處理方式或預防方法，擁有快樂生活。

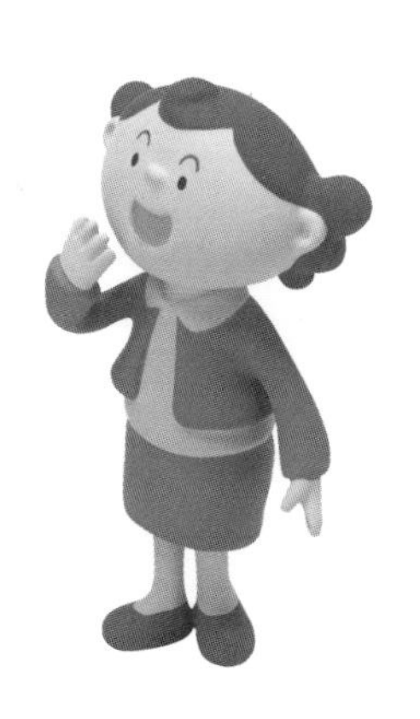

閱讀心靈系列

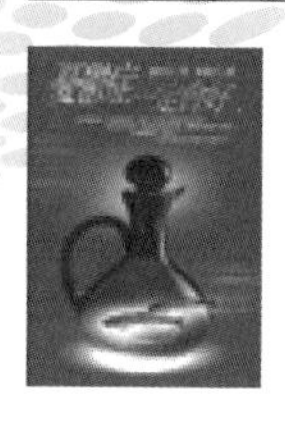

憂鬱症一定會好

定價／220元 作者／稅所弘
譯者／林顯宗

憂鬱症是現代社會很普遍的心理疾病，但國人對此疾病的認知有限，因此常常錯過或誤解治療的效果。其實只要接受適當治療，憂鬱症可完全治癒。本書作者根據身心合一的理論，提出四大克服憂鬱症的方式。透過本書的介紹、說明，「憂鬱症會不會好」將不再是疑問！

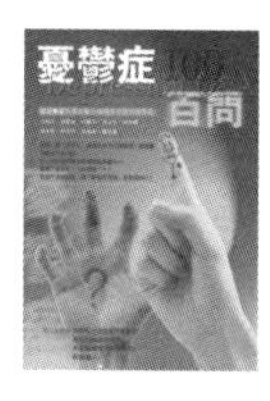

憂鬱症百問

定價／180元 作者／董氏基金會心理健康促進諮詢委員（胡維恆、黃國彥、林顯宗、游文治、林家興、張本聖、林亮吟、吳佑佑、詹佳真）

憂鬱症與愛滋、癌症並列為廿一世紀三大疾病，許多人卻對它懷有恐懼、甚至感覺陌生，心中有很多疑問，不知道怎麼找答案。《憂鬱症百問》中蒐集了一百題憂鬱症的相關問題，由董氏基金會心理健康促進諮詢委員審核回答。書中提供的豐富資訊，將幫助每個對憂鬱情緒或憂鬱症有困擾的人，徹底解開心結，坦然看待憂鬱症！

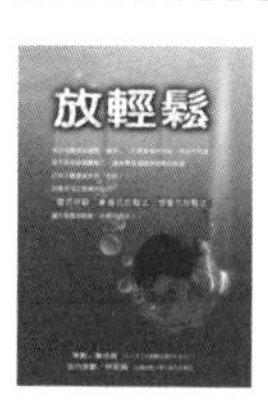

放輕鬆

定價／230元 策劃／詹佳真
協同策劃／林家興

忙碌緊張的生活型態下，現代人往往都忘了放輕鬆的真正感覺，也不知道在重重壓力下，怎麼讓自己達到放鬆的境界。《放輕鬆》有聲書提供文字及有音樂背景引導之CD，介紹腹式呼吸、漸進式放鬆及想像式放鬆等放鬆方法，每個人每天只要花一點點時間練習，就可以坦然處理壓力反應、體會真正的放鬆！

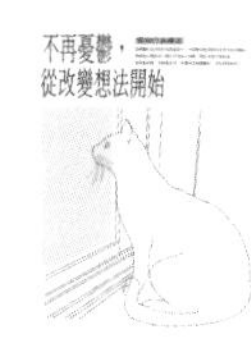

不再憂鬱—從改變想法開始

定價／250元 作者／大野裕
譯者／林顯宗

被憂鬱纏繞時，是否只看見無色彩的世界？做不了任何事，覺得沒有存在的價值？讓自己不再憂鬱，找回活力生活，是可以選擇的！本書詳載如何以行動來改變觀點與思考，使見解符合客觀事實，不被憂鬱影響。努力自我實踐就會了解，改變一原來並不困難！

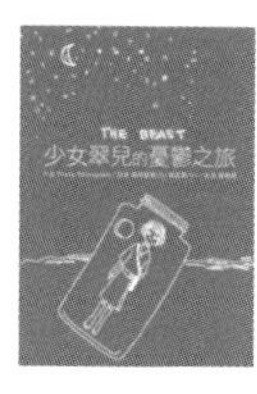

少女翠兒的憂鬱之旅

定價／300
作者／Tracy Thompson
譯者／周昌葉

「它不是一個精神病患的自傳，而是我活過來的歲月記錄。」誠如作者翠西湯普森（本書稱為翠兒）所言，她是一位罹患憂鬱症的華盛頓郵報記者，以一個媒體人的客觀觀點，重新定位這個疾病與經歷　「經過這些歲月的今天，我覺得『猛獸』和我，或許已是人生中的夥伴」。文中，鮮活地描述她如何面對愛情、家庭、家中的孩子、失戀及這當中如影隨形的憂鬱症。

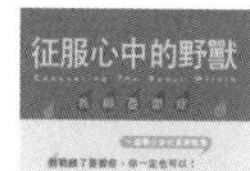

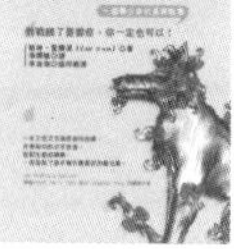

征服心中的野獸—我與憂鬱症

定價／250元 作者／Cait Irwin
譯者／李開敏 協同翻譯／李自強

本書作者凱特．愛爾溫13歲時開始和憂鬱症糾纏，甚至到無法招架和考慮自殺的地步。幸好她把自己的狀況告訴母親，並住進醫院。之後凱特開始用充滿創意的圖文日記，準確地記述她的憂鬱症病史，她分享了：如何開始和憂鬱症作戰，住院、尋求治療、找到合適的藥，終於爬出死蔭幽谷，找回健康。對仍在憂鬱症裡沉浮不定的朋友，這本充滿能量的書，分享了一個的重要訊息：痛苦終有出口！

閱讀心靈系列

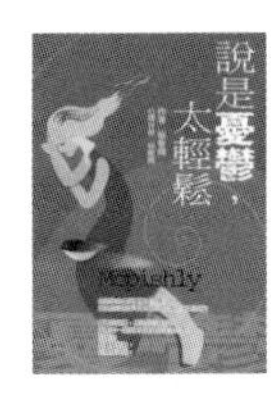

說是憂鬱，太輕鬆

定價／200元　作者／蔡香蘋
心理分析／林家興

憂鬱症，將個體生理、心理、靈性全牽扯在內的疾病，背叛人類趨生避死、離苦求樂的本能。患者總是問：為什麼是我？陪伴者也問：我該怎麼幫助他？本書描述八個憂鬱症康復者的生命經驗，加上完整深刻的心理分析，閱讀中就隨之經歷種種憂鬱的掙扎、失去與獲得。聆聽每個康復者迴盪在心靈深處的聲音，漸漸解開心裡的迷惑。

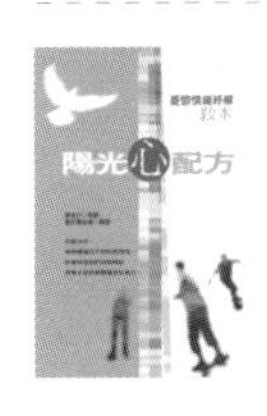

陽光心配方—憂鬱情緒紓解教案教本

工本費／150元　策劃／葉金川
編著／董氏基金會

國內第一本針對憂鬱情緒與憂鬱症推出的教案教本。教本設計的課程以三節課為教學基本單位，課程設計方式以認知活動教學、個案教學、小團體帶領為主要導向，這些教案的執行可以讓青少年瞭解憂鬱情緒對身心的影響，進而關心自己家人與朋友的心理健康，學習懂得適時的覺察與調整自己的情緒，培養紓解壓力的能力。

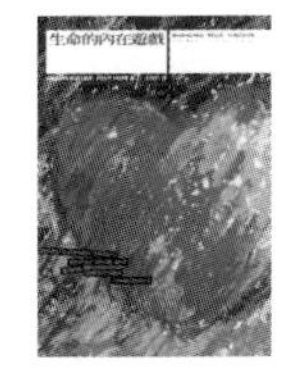

生命的內在遊戲

定價／220元　作者／Gillian Butler；Tony Hope　譯者／俞筱鈞

情緒低潮是生活不快樂和降低工作效率的主因。本書使用淺顯的文字，以具體的步驟，提供各種心理與生活問題解決的建議。告訴你如何透過心靈管理，處理壞情緒，發展想要的各種關係，自在地過你想過的生活。

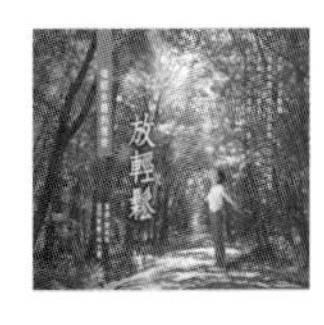

傾聽身體的聲音—放輕鬆（VCD）

定價／320元　策劃／劉美珠
協同策劃／林大豐

人際關係的複雜與日增的壓力，很容易造成我們身體的疼痛及身心失調。本書引導我們回到身體的根本，以身體動作的探索為手段，進行身與心的對話，學習放鬆和加強身心的適應能力。隨著身體的感動與節奏，自在地展現。你會發現，原來可以在身體的一張一弛中，得到靜心與放鬆！放鬆，沒那麼難。

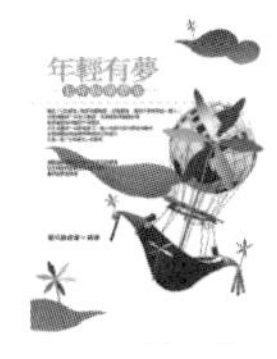

年輕有夢—七年級築夢家

定價／220元　編著／董氏基金會

誰說「七年級生」挫折忍耐度低、沒有夢想、是找不到未來的一群人？到柬埔寨辦一本中文雜誌、成為創意幸福設計師、近乎全聾卻一心想當護士……正是一群「七年級生」的夢想。《年輕有夢》傳達一些青少年的聲音，讓更多年輕朋友們再一次思考未來，激發對生命熱愛的態度。讀者可以從本書重新感受年輕的活力，夢想的多元性！

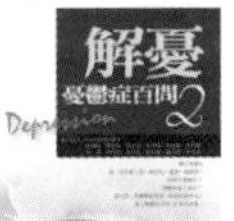

解憂—憂鬱症百問2

定價／160元　編著／董氏基金會
心理健康促進諮詢委員（胡維恆、黃國彥、游文治、林家興、張本聖、李開敏、李昱、徐西森、吳佑佑、葉雅馨、董旭英、詹佳真）

關於憂鬱症，是一知半解？一無所知？還是一堆疑問？《解憂》蒐集了三年來讀者對《憂鬱症百問》的意見、網路的提問及臨床常見問題，可做為一般民眾認識憂鬱症的參考書籍，進而幫助病人或其親人早日恢復笑容。

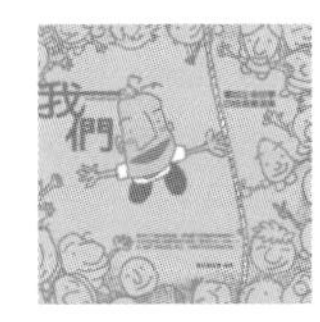

我們—畫說生命故事四格漫畫選集

定價／180元
編著／董氏基金會

本書集結很多人用各式各樣的四格漫畫，開朗地畫出對自殺、自殺防治這種以往傳統社會很忌諱的看法。每篇作品都表現了不一樣的創意。在《我們》裡，可以發現到「自己」，也看到生命的無限可能。

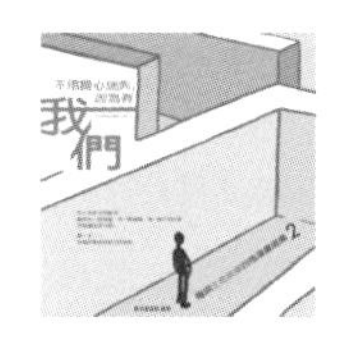

我們—畫說生命故事四格漫畫選集II

定價／180元
編著／董氏基金會

在人生的十字路口，難免有一點徬徨、有一點懷疑、有一點不知所措，不知道追求什麼？想一下，你或許會發現自己的美好！本書蒐集各式各樣四格漫畫作品，分別以不同的觀點和筆觸表現，表達如何增強自我價值與熱情生活的活力。讀者可透過有趣的漫畫創作形式，學習如何尊重與珍惜生命，而這些作品所傳達出的生命力和樂觀態度，將使讀者們被深深感動。

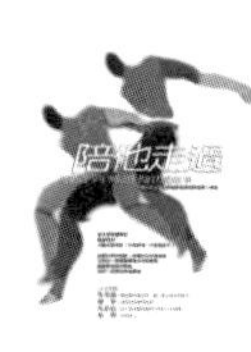

陪他走過—憂鬱青少年與陪伴者的互動故事

定價／200元　編著／董氏基金會心理健康促進諮詢委員

憂鬱症，讓青少年失去青春期該有的活潑氣息，哀傷、不快樂、易怒的情緒取代了臉上的笑容，他們身旁的家人、師長、同學總是問：他怎麼了？而我該怎麼陪伴、幫助他？《陪他走過》本書描述十個憂鬱青少年與陪伴者的互動故事，文中鮮活的描述主角與家長、老師共同努力掙脫憂鬱症的經歷，文末並提供懇切與專業的解析與建議。透過閱讀，走入憂鬱症患者與陪伴者的心境，將了解陪伴不再是難事。

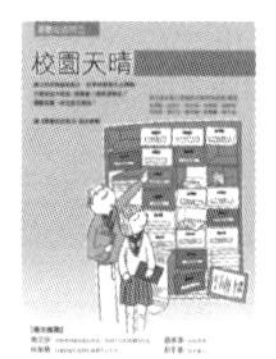

校園天晴—憂鬱症百問3

定價／200元　編著／董氏基金會心理健康促進諮詢委員

書中除了蒐集網友對憂鬱症的症狀、治療及康復過程中可能遇到的狀況與疑慮之外，特別收錄網路上青少年及大學生最常遇到引發憂鬱情緒的困擾與問題，透過專業人員的解答，提供讀者找到面對困境與挫折的因應方法，也從中了解憂鬱青、少年的樣貌，從旁協助他們走出憂鬱的天空。

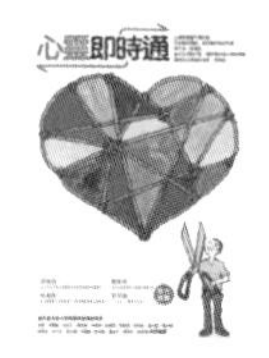

心靈即時通

定價／200元　編著／董氏基金會心理健康促進諮詢委員

書中內容包括憂鬱症症狀與治療方法的介紹、提供多元的情緒紓解技巧，以及分享如何陪伴孩子或他人走過情緒低潮。各篇文章篇幅簡短，多先以案例呈現民眾一般會遇到的心理困擾或困境，再提供具體建議分析。讓讀者能更深入認識憂鬱症，從中獲知保持心理健康的相關資訊。

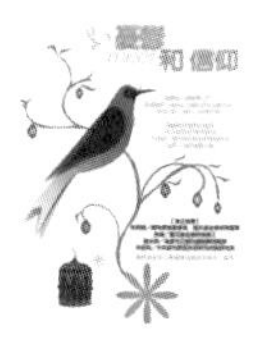

憂鬱和信仰

定價／200元　編著／董氏基金會心理健康促進諮詢委員

本書一開始的導論，讓你了解憂鬱、宗教信仰與精神醫療的關聯，並收錄六個憂鬱症康復者從生病、就醫治療與尋求宗教信仰協助，繼而找到對人生新的體悟，與心的方向的心路歷程。加上專業的探討與分享、精神科醫師與宗教團體代表的對話，告訴你，如何結合宗教信仰與精神醫療和憂鬱共處。

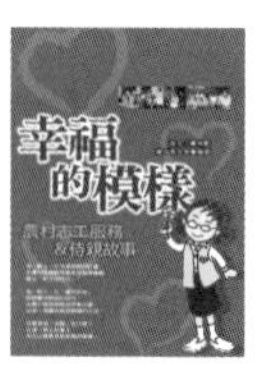

幸福的模樣—農村志工服務&侍親故事

定價／200元　策劃／葉金川
編著／董氏基金會

有一群人，在冷漠疏離的社會，在農村燃燒熱情專業地服務鄉親，建立「新互助時代」，有一群人，在「養兒防老」即將變成神話的現代，在農村無怨無悔地侍奉公婆、父母，張羅大家庭細瑣的生活，可曾想過「幸福」是什麼？在這一群人的身上，你可以輕易見到幸福的模樣。

保健生活系列

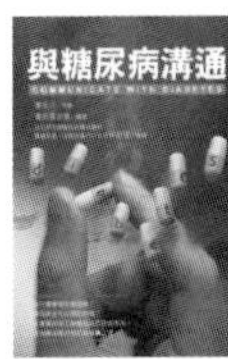

與糖尿病溝通

定價／160元　策劃／葉金川
編著／董氏基金會

為關懷糖尿病患者及家屬，董氏基金會集結《大家健康》雜誌相關糖尿病的報導，並加入醫藥科技的最新發展，以及實用的糖尿病問題諮詢解答，透過專業醫師、營養師等專家精彩的文章解析，提供大眾預防糖尿病及患者與糖尿病相處的智慧；適合想要認識糖尿病、了解糖尿病，以及本身是糖尿病患者，或是親友閱讀！

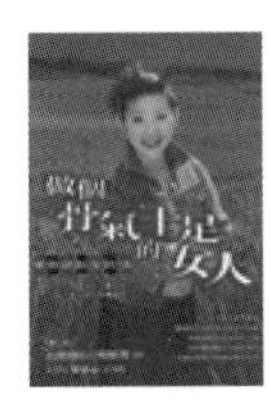

做個骨氣十足的女人 骨質疏鬆全防治

定價／220元　策劃／葉金川
編著／董氏基金會

作者群含括國內各大醫院的醫師，以其對骨質疏鬆症豐富的臨床經驗與醫學研究，期望透過此書的出版，民眾對骨質疏鬆症具有更深入的認識，並將預防的觀念推廣至社會大眾。

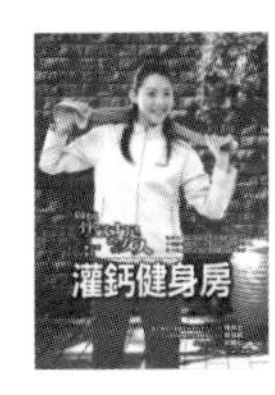

做個骨氣十足的女人—灌鈣健身房

定價／140元　策劃／葉金川
作者／劉復康

依患者體適能狀況及預測骨折傾向量身訂做，根據患者骨質密度及危險因子分成三個類別，訂出運動類型、運動方式、運動強度頻率及每次運動時間，動作步驟有專人示範，易學易懂。

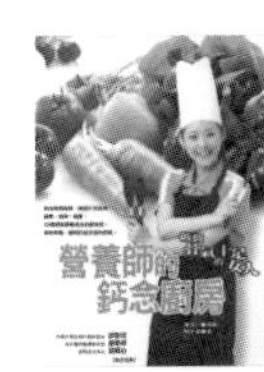

做個骨氣十足的女人—營養師的鈣念廚房

定價／250元　策劃／葉金川
作者／鄭金寶

詳載各道菜餚的烹飪步驟及所需準備的各式食材，並在文中註名此道菜的含鈣量及其他營養價值。讀者可依口味自行安排餐點，讓您吃得健康的同時，又可享受到美味。

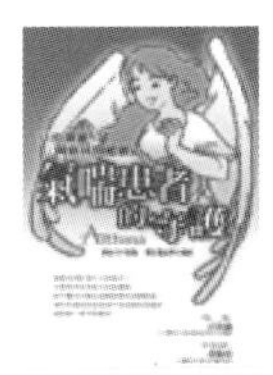

氣喘患者的守護—11位專家與你共同抵禦

定價／260元　策劃／葉金川
審閱／江伯倫

氣喘是可以預防與良好控制的疾病，關鍵在於我們對氣喘的認識多寡，以及日常生活細節的注意與實踐。本書從認識氣喘開始，介紹氣喘的病因、藥物治療與病患的照顧方式，為何老是復發？面臨季節轉換、運動、感染疾病時應有的預防觀念，進一步教導讀者自我照顧與居家、工作的防護原則，強壯呼吸道機能的體能鍛鍊；最後以問答的方式，重整氣喘的各項相關知識，提供氣喘患者具體可行的保健方式。

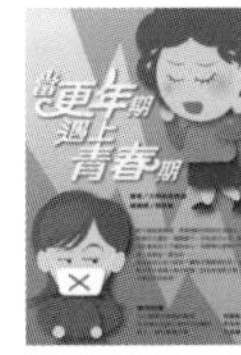

當更年期遇上青春期

定價／280元　編著／大家健康雜誌　總編輯／葉雅馨

更年期與青春期，有著相對不同的生理變化，兩個世代處於一個屋簷下，不免迸出火花，妳或許會氣孩子不懂妳的心，可是想化解親子代溝，差異卻一直存在……想成為孩子的大朋友？讓孩子聽媽媽的話？想解決更年期惱人身心問題？自在享受更年期，本書告訴妳答案！

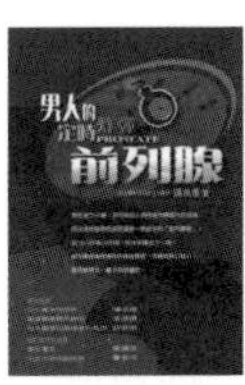

男人的定時炸彈—前列腺

定價／220元　策劃／葉金川
作者／蒲永孝

前列腺是男性獨有的神祕器官，之所以被稱為「男人的定時炸彈」，是因為它平常潛伏在骨盆腔深處。年輕時，一般人感覺不到它的存在；但是年老時，又造成相當比例的男性朋友很大的困擾，甚至因前列腺癌，而奪走其寶貴的生命。本書從病患的角度，具體解釋前列腺發炎、前列腺肥大及前列腺癌的症狀與檢測方式，各項疾病的治療方式、藥物使用及副作用的產生，採圖文並茂的編排，讓讀者能一目了然。

公共衛生系列

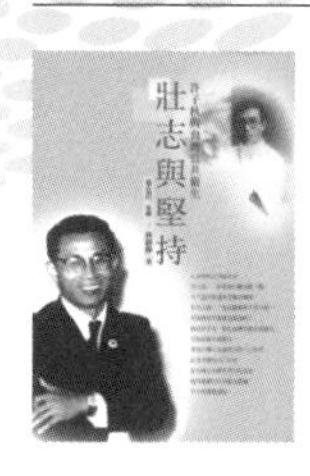

壯志與堅持—許子秋與台灣公共衛生

定價／220元　策劃／葉金川
作者／林靜靜

許子秋，曾任衛生署署長，有人說，他是醫藥衛生界中唯一有資格在死後覆蓋國旗的人。本書詳述他如何為台灣公共衛生界拓荒。

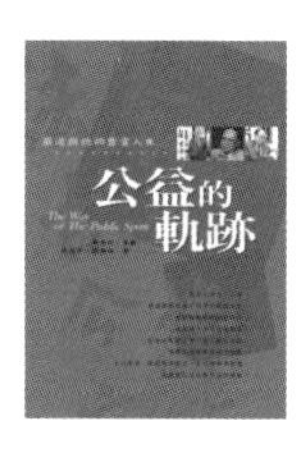

公益的軌跡

定價／260元　策劃／葉金川
作者／張慧中、劉敬姮

記錄董氏基金會創辦人嚴道自大陸到香港、巴西，輾轉來到台灣的歷程，很少人能夠像他有這樣的機會，擁有如此豐富的人生閱歷。他的故事，是一部真正有色彩、有內涵的美麗人生，從平凡之中看見大道理，從一點一滴之中，看見一個把握原則、堅持到底、熱愛生命、關懷社會，真正是「一路走來，始終如一」的勇者。

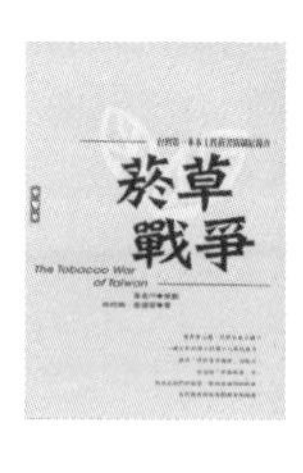

菸草戰爭

定價／250元　策劃／葉金川
作者／林妏純、詹建富

這本書描述台灣菸害防制工作的歷程，並記錄這項工作所有無名英雄的成就，從中美菸酒談判、菸害防制法的通過、菸品健康捐的開徵等。定名「菸草戰爭」，「戰爭」一詞主要是形容在菸害防制過程中的激烈與堅持，雖然戰爭是殘酷的，卻也是不得已的手段，而與其說這是反菸團體與菸商的對決、或是吸菸者心中存在戒菸與否的猶豫掙扎，不如說這本書的戰爭指的是人類面對疾病與健康的選擇。

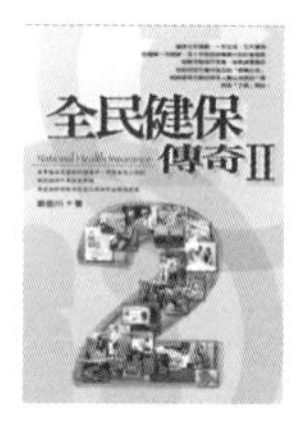

全民健保傳奇 II

定價／250元　作者／葉金川

健保從「爹爹（執政的民進黨）不疼，娘親（建立健保的國民黨）不愛，哥哥（衛生署）姐姐（健保局）沒辦法」的艱困坎坷中開始，在許多人努力建構後，它著實照顧了大多數的人。此時健保正面臨轉型，你又是如何看待健保的？「全民健保傳奇II」介紹全民健保的全貌與精神，健保局首任總經理葉金川，以一個關心全民健保未來的角度著眼，從制度的孕育、初生、發展、成長，以及未來等階段，娓娓道出，引導我們再次更深層地思考，共同決定如何讓它繼續經營。

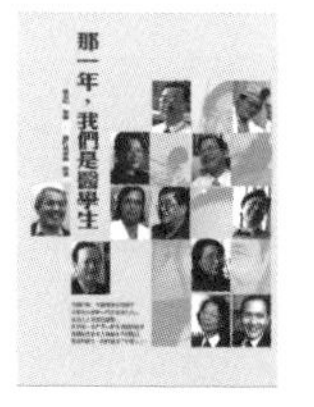

那一年，我們是醫學生

定價／250元　策劃／葉金川

醫師脫下白袍後，還可以做什麼？這是介紹醫師生活與社會互動的書籍，從醫學生活化、人文關懷的角度出發。由董氏基金會前執行長葉金川策畫，以其大學時期(台大醫學系)的十一位同學為對象，除了醫師，他們也扮演其他角色，如賽車手、鋼琴家、作家、畫家等，內容涵蓋當年趣事、共同回憶、專業與非專業間的生活、對自己最滿意的成就及夢想等。

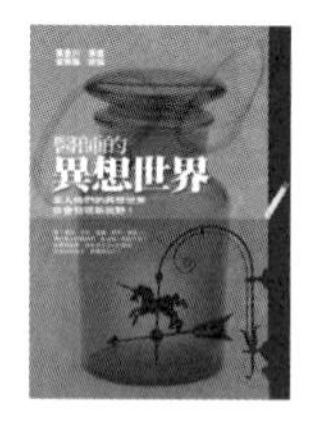

醫師的異想世界

定價／280元　策劃／葉金川
總編輯／葉雅馨

除了看診、學術……懸壺濟世的醫師們，是否有著不同面貌？《醫師的異想世界》一書訪問十位勇敢築夢，保有赤子之心的醫師（包括沈富雄、侯文詠、羅大佑、葉金川、陳永興等），由其暢談自我的異想，及如何追求、實現異想的心路歷程。

公共衛生系列

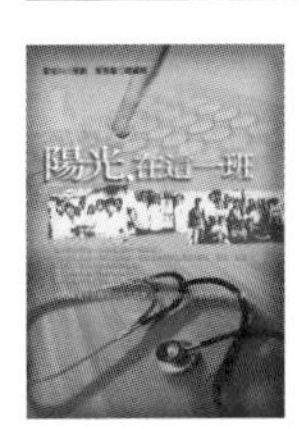

陽光，在這一班

定價／250元　策劃／葉金川　總編輯／葉雅馨

這一班的同學，無論身處哪一個職位，是衛生署署長、是政治領袖、是哪個學院或醫院的院長、主任、教授……碰到面，每個人還是直呼其名，從沒有誰高誰一等的優勢。陽光總在榮耀共享、煩憂分擔的同班情誼中。他們專業外的體悟與生活哲學，將勾起你一段懷念的校園往事！

ㄏㄨㄚˋ心情繪本系列

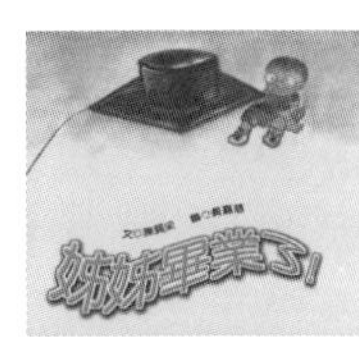

姊姊畢業了

定價／250元　文／陳質采　圖／黃嘉慈

「姊姊畢業了」是首本以台灣兒童生活事件為主軸發展描寫的繪本，描述姊姊畢業，一向跟著上學的弟弟悵然若失、面臨分離與失落的心情故事，期盼本書能讓孩子從閱讀中體會所謂焦慮與失落的情緒，也藉以陪伴孩子度過低潮。

運動紓壓系列

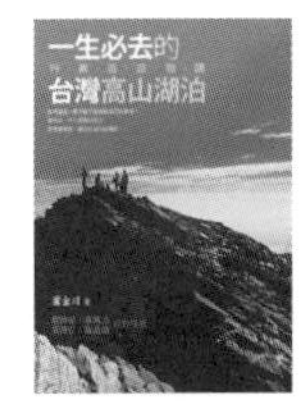

《行男百岳物語》一生必去的台灣高山湖泊

定價／280元　作者／葉金川

這是關於一位積極行動的男子和山友完成攀登百岳的故事。書裡有人與自然親近的驚險感人故事，也有一則則登高山、下湖泊的記趣；跟著閱讀的風景，你可窺見台灣高山湖泊之美。

繽紛人生系列

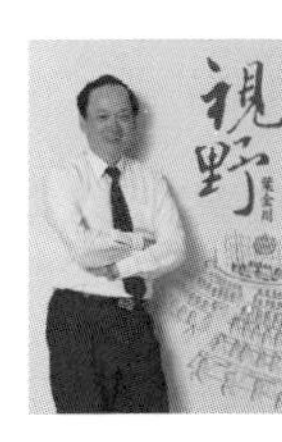

視野

定價／300元　作者／葉金川

在書中可看到前衛生署長葉金川制訂衛生政策時的堅持、決策與全心全意，也滿載他豐富的情感。他用一個又一個的心情故事，分享生命中的快樂與能量，這是一本能啟發你對工作生活的想望、重新點燃生活熱誠、開啟另一個人生視野的好書！

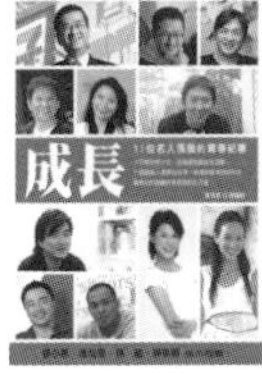

成長——11位名人偶像的青春紀事

定價／300元　總編輯／葉雅馨

11位名人偶像——鈕承澤、徐重仁、楊淑君、九把刀、戴勝益、彭政閔、張鈞甯、蔡岳勳、陳金鋒、郎祖筠、劉柏園拿出私房壓箱寶，獨家曝光的年少片段與影像，分享關於青春的獨特及克服挫折的勇氣，讓正處花樣年華或回首少年的你一起感動！

國家圖書館出版品預行編目資料

用對方法，關節不痛／葉雅馨總編輯.--初版.--
臺北市：董氏基金會《大家健康》雜誌 2011.04
200面；21公分
ISBN 978-986-85449-2-5（平裝）
1.關節炎
416.6　　　　　100004185

用對方法，關節不痛

總 編 輯／葉雅馨
執行編輯／蔡睿縈、楊育浩
責任編輯／蔣曉帆、湯先禧
採訪記者／李碧姿、吳燕玲、施沛琳、修淑芬、張雅雯（按筆劃排序）
攝　　影／許文星
校　　對／蔡睿縈、李明瑾、林潔女
封面設計／劉涵芬
內頁排版／呂佩菁

出版發行／董氏基金會《大家健康》雜誌
監　　製／朱英龍
發行人暨董事長／謝孟雄
執 行 長／姚思遠
住　　址／台北市復興北路57號12樓之3
電　　話／02-27766133#252
傳　　真／02-27522455、27513606
網　　址／www.jtf.org.tw/health
部 落 格／jtfhealth.pixnet.net/blog
社群網站／www.facebook.com/happyhealth

郵政劃撥／07777755
戶　　名／財團法人董氏基金會

總 經 銷／吳氏圖書股份有限公司
電　　話／02-32340036
傳　　真／02-32340037

法律顧問／眾勤國際法律事務所

出版日期／2011年4月初版

定價：新台幣250元